效方选优

杨硕平　主编

科学出版社

北京

内 容 简 介

《效方优选》是山西大同大学医学院院长杨硕平教授，根据其师田隽先生（原大同市第五人民医院副院长）的中医经验方剂讲稿编辑整理而成。本书以中医方剂学为基础，介绍了田隽先生在临床上习惯应用的效验方112首。所谓"千方易得，一效难求"，全书基本上以当代名老中医效验方为主，以"歌诀"的形式，分述各方的组成、用法、主治、方义体会及方源，简明扼要，既方便读者学习与记忆，又易于了解和体会老中医的学术经验和临床思路。

本书适合广大基层中医药工作者和爱好者、中医专业学生，以及"师带徒"的学员学习参阅。

图书在版编目（CIP）数据

效方选优 /杨硕平主编.—北京：科学出版社,2018.3

ISBN 978-7-03-056558-7

Ⅰ.①效… Ⅱ.①杨… Ⅲ.①验方 – 汇编 Ⅳ.① R289.5

中国版本图书馆 CIP 数据核字（2018）第 028721 号

责任编辑：闵　捷

责任印制：谭宏宇 /封面设计：殷　靓

科 学 出 版 社 出版

北京东黄城根北街 16 号

邮政编码：100717

http://www.sciencep.com

上海叶大印务发展有限公司印刷

上海蓝鹰印务有限公司排版制作

科学出版社发行　各地新华书店经销

*

2018 年 3 月第 一 版　开本：B5（720×1 000）

2018 年 3 月第一次印刷　印张：9

字数：142 000

定价：35.00 元

（如有印装质量问题，我社负责调换）

编辑委员会

主　编

杨硕平

编　委（按姓氏笔画排序）

于银平　杨硕平　张保国　贾志强　梁建华

原　序

　　学医以来，我逐年积累在临床工作中运用过的有效方剂，并以笔记的形式加以记录，将那些疗效不明显的处方，用效果更好的处方代替。不仅提高了临床疗效，而且可将其作为课堂教学、带徒和进修的辅助学习材料，颇受欢迎。中医学是在不断地发展的，古人说："病千变，医亦千变。"在临床工作中，常常有这样的情况，文献中记载的正规传统的医疗方案，有时得不到原来文献所预期的效果。主观上应该认真检讨是否有辨证欠当、方不对证的因素。另外，也有一些老中医、医学杂志、民间流传的处方，往往收到意想不到的效果。为了便于应用和继续观察疗效，完全有必要将这些处方进行整理、总结。

　　本书取材来源于尚不瞩目的传统古方，近代文献资料、民间偏方、从中医老前辈学来的验方，以及行之有效的自拟方。清代汪昂的《汤头歌诀》已被证明是帮助记忆方剂的好形式。因此，本书体例概从"歌诀"开头。一首理想的方歌，必须具备下列条件：一是方名放在首位，以便一想到名称，便能顺势将其内容脱口背诵；二是指明组成、方剂的加减或加减后更改的方名；三是点出主治或功用；四是要合辙押韵，琅琅上口；五是文句简明易懂，避免生僻字词。

　　本书所编方歌，概从上述要求编写，并已为不少随我学医的同志们所熟读。如有错误之处，作为引玉之砖，热忱希望同道不吝指教。

田　隽
雁北地区人民医院

前 言

　　田隽先生（1936~2013）山西省大同县倍家造人氏，是第二批全国老中医专家学术经验继承工作指导老师之一，其父田子达翁是大同市方圆百里的名中医。田隽先生幼承家学，又早早参加临床工作，初中毕业后即任职于大同市第二人民医院中医科（先后改为雁北地区人民医院、大同市第五人民医院），先后任中医科主任、医院副院长、雁北地区中医院院长、山西医科大学兼职教授、大同市中医药学会理事长等职务。田隽先生博学强记，对中医四大经典钻研较深，临床擅用经方，又注重汲取现代研究成果，对中医内科脾胃病、胸痹、肝胆病，以及妇科病、儿科病都有独到的见解，平素诊余则注重博采众方，收集整理了《效方选优》和《治疗急腹症方剂歌诀》等中医临床实用方剂近80首，受到进修、实习医生及门生的好评。

　　我于1978年考入山西大同医学专科学校中医专业，1980年，在临床实习时投师于田隽先生，多年来在中医临床方法上多受先生指导，每遇疑难问题多求教于先生，往往有茅塞顿开之感。2013年先生病故后，我受聘于田隽名老中医工作室，于2014年担负起整理先生学术经验的责任，三年来克服重重困难，回忆并整理了《效方选优》一书，又加上自己多年来在中医学习工作过程中所收集到的常用效方，共计122首处方。所有处方采用"歌诀"的形式，便于学习背诵，以传承名老中医经验，提高中医的临床水平。

　　"千方易得，一效难求"。既名《效方选优》，大多是经过先生及后学临床习用，又有效验的方剂，但由于时代的变化，人们生活习惯的改变，以及中药学术的发展，时至今日，书中所涉及的方剂可能有不适于现今病情，但为了真实地反映田隽先生的临床用药经验、客观地反映中医传承情况，所以对原方修改甚少。希望读者在学用过程中将不足之处反馈给我们，将不胜感激！

杨硕平

2018 年 1 月

目　录
Contents

一、万全汤

【方　歌】
　　　　万全逍遥去薄姜，芩曲苏楂麦冬匡。
　　　　春加青蒿夏加膏，秋加桔梗冬麻黄。
　　　　食积枳壳痰白芥，惊风加入人参良。
　　　　吐加白蔻泻猪苓，小儿发热是效方。

【组　成】本方由柴胡、白术、黄芩、神曲各1克，白芍、麦冬各3克，当归1.5克，茯苓0.6克，甘草、苏叶各0.3克，整山楂3个组成。

【用　法】水煎服。每日1剂，每次煎取50毫升，分两次服。

【主　治】小儿发热。

【方义体会】傅氏原文寥寥数语："不拘早晚发热，俱用万全汤神效。"春季加青蒿1克，夏季加生石膏1克，秋季加桔梗1克，冬季加麻黄0.3克。食积者，加枳壳1克；有痰者，加白芥子1克；惊风者，加人参1.5克；吐者，加白蔻1粒；泻者，加猪苓3克。

　　小儿为稚阴稚阳之体，其发热多是外邪袭表或为食积生热。然而素喜用散表诸剂，或失之于峻或偏于缓，本方乃适中之良剂。逍遥散去薄荷、生姜，加清肺热的黄芩，消导解表的苏叶、山楂，润肺养阴的麦冬，达到柔肝滋阴、清解肺热的目的，去除其风热产生之本源。去薄荷、生姜是为避免煽动风阳，虽非直接解散风热，但能溯本穷源，从根本上调理。

　　1970年以来，编者观察20余例患者，其中有风湿热、食积、扁桃体炎（加板蓝根15克）、外感及肺炎初起，均有效果。1例五岁女孩，两次发烧，首次有皮疹、关节疼,高烧 40 余日,中西药物都用过,被疑为胶原疾患;第二次以咳嗽、喷嚏、发烧为主症,均用本方治愈。

【方　　源】《傅青主男科》。

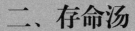

二、存命汤

【方　歌】

存命汤治破伤风，大黄白附夏草星。

蝉衣僵蚕川草乌，天麻全蝎与川芎。

羌防蜈蚣兼白芷，朱砂琥珀为末冲。

【组　成】本方由大黄、白附子、半夏、甘草、胆南星、蝉衣、僵蚕、川乌、草乌、天麻、全蝎、川芎、羌活、防风、蜈蚣、白芷、朱砂、琥珀组成。

【用　法】儿童剂量，琥珀、朱砂各 1.5 克，分四次冲服，其余各 6 克。每剂两煎，每煎 180 毫升，分三次服，每 8 小时一次，日夜兼服。成人剂量，琥珀、朱砂备用 3 克，其他药物均为 9 克。

【主　治】破伤风。

【方义体会】川乌、草乌作用在解毒，不可缺少，但其自身有毒性，且挥发性较强，应开沸再煎煮。此方用后患者处于清醒状态，利于呼吸道分泌物的排出，减少肺部并发症。务使手掌、足掌潮润，全身有热感和出汗。若出汗过多者，加用黄芩 6 克；伴发腹泻时，可将大黄减量或去掉。治疗过程中儿童痰多气阻者加用蛇胆、陈皮各 0.3 克，每日两次（成人加倍）可收到良好效果。本方的全部疗程为七日。一般无不良反应，但需要定期进行小便常规检查，若发现尿中有蛋白须立即停药。一般患者一个疗程即可使抽搐减少或停止，肌张力恢复正常，开口加大。

　　编者学习了此方之后，对院内外会诊的破伤风患者全部改用此方治疗，一些重症患者得以挽救。1964 年年底，农民患者田某，男，23 岁。头部受伤，三日后发病，当时破伤风抗毒素缺乏，入院初未能足量使用，中途被迫停药。而后使用本方，同时配合冬眠、气管切开及精心的护理，终使患者转危为安，痊愈出院。

　　川乌、草乌毒性很大，编者曾给一位风湿性关节病患者使用，导致蓄积中毒，出现多源性室性期前收缩症状，几乎丧命。故应用时要极其谨慎。成人剂量以两种药均不超过 6 克为宜，若发现口唇麻木，即停药（只要患者神志清醒，虽不能言语，可告诉患者，如觉口唇麻木，按医生的指令，做出某种表示）。

　　【方　　源】杨济生方。

三、风湿单方

【方　　歌】

风湿单方桂威灵，羌独艽银板蓝根。

热加柴芩高烧膏，心率快加柏枣仁。

【组　　成】本方由桂枝9克，威灵仙12克，羌活、独活各6克，秦艽、金银花、板蓝根各15克组成。

【用　　法】水煎服。

【主　　治】热痹。

【方义体会】发热者，加柴胡、黄芩各9克，高烧39℃以上者，加生石膏21克。郑复真以本方治疗12例风湿病患者，绝大多数患者长期用西药治疗效果不显著，改用本方后收效较好。表现在体温下降、结节性红斑消失、关节疼痛消失或减轻、心率降至正常、红细胞沉降率及抗链球菌溶血素"O"值降低、食欲增进、体重增加，于短期内恢复工作。编者以本方治疗"热痹"患者近20例，取得同样效果，充分说明本方疗效良好。

就方义而言，羌活、独活辛温，散风逐痹，上下兼顾。桂枝辛温，《神农本草经》谓其"利关节"，善于除痹、调和营卫，确有"桂枝通经而达脉络"的作用。秦艽、威灵仙祛风利湿、通络止痛。而金银花、板蓝根则败毒清热。方义简明，结构严谨。使用时常将金银花、板蓝根加至30克。在患者心率快时，不加柏子仁、枣仁，效果亦佳，因湿热去则脉转缓。

【方　　源】北京大学医学部附属第四医院内科郑复真方。

四、从龙汤

【方　　歌】
> 从龙汤随小青龙，外感喘咳应遵循。
> 夏蒡苏芍生龙牡，热加石膏一齐烹。

【组　　成】本方由清半夏12克，牛蒡子9克（炒捣），苏子12克（炒捣），生白芍15克，生龙骨、生牡蛎各30克组成。

【用　　法】水煎服。

【主　　治】百日咳。

【方义体会】热者，酌加生石膏。《医学衷中参西录》云："治外感咳喘，服小青龙汤，病未痊愈，或愈而复发者，继服此汤……从来愚治外感咳喘，遵《伤寒论》小青龙汤加减法，去麻黄、加杏仁，热者更加生石膏，莫不随手而愈。然间有愈而复发，再服原方不效者，自拟得此汤后，凡遇此等证，服小青龙汤一两剂即愈者，继服从龙汤一剂，必不再发。未痊愈者，服从龙汤一剂或两剂，必然痊愈。名曰从龙汤者，为其最易用于小青龙汤后也……而服过发表之药者，皆可酌而用之，不必尽在小青龙汤后也。"本方用生龙骨、生牡蛎有镇纳定喘之效，生白芍酸敛使肝肺之阴不致耗散，肺阴得养则呼吸通利。清半夏、苏子涤痰除饮，牛蒡子疏风利咽、祛痰止咳，有撤除余邪之效。所谓生龙骨、生牡蛎的镇纳定喘，实有镇静之效。故常用于百日咳患儿，久咳不已，或吐或衄，加车前子9~12克，往往收效。凡上呼吸道感染，服小青龙汤，其表证及咳嗽稍减之后，用本方效果非常明显。但编者曾对慢性气管炎患者试用，几乎无效。

【方　　源】《医学衷中参西录》。

五、风引汤

【方　　歌】

风引寒水桂干姜，龙牡草膏滑大黄。

赤白二脂紫石英，用治癫痫是妙方。

【组　　成】本方由寒水石120克（拟作9克），桂枝60克（拟作4.5克），干姜120克（拟作4.5克），生龙骨120克（拟作9克），生牡蛎120克（拟作9克），甘草60克（拟作6克），生石膏180克（拟作9克），滑石180克（拟作9克），大黄120克（拟作9克），赤白石脂、紫石英各180克（拟作各9克）。

【用　　法】水煎服。

【主　　治】癫痫。

【方义体会】《金匮要略》谓本方"除热癫痫"，《楼氏纲目》谓本方"除热癫痫"。癫为文痴；痫即"羊痫风"。注家多认为本方清热息风镇惊，治热极生风，心阳内动之证。寒温并用，益心阴以镇心阳，息风火而涤邪热，是攻补兼施之法。1975年，由患者处传来一个治疗癫痫证的验方，据称"治愈"四人，组成与风引汤完全一致。

此后即以此方治疗痫证，确使患者发作间隔延长，持续时间缩短。

【方　　源】《金匮要略》。

六、升压汤

【方　　歌】

升压汤中附三钱，黄精甘草一两煎。

回阳强心有妙用，中西结合用勿偏。

【组　　成】本方的组成与"稳压汤"完全相同（见《实用内科学》，人民卫生出版社，1973年，第6版，第705页）。

【用　　法】水煎服。

【主　　治】休克。

【方义体会】本方曾试用于中毒性休克患者5例，有一定疗效。《中华医学杂志》（1972年，第2期）记载：抢救一例肺源性心脏病心跳停搏12分钟患者，复苏回转后，在控制心律失常及心源性休克方面，避免了过去单纯应用心肌抑制剂及升压药物可能造成的不良反应，中西医结合治疗，使病情得到比较顺利的控制。

附子大辛大热，入心脾肾经，功能峻补元阳。配以甘草养阴、益肾平补之黄精，既可增强益气回阳之效，又能以黄精制附子之烈，有阳生阴长，相得益彰之妙。甘草调和诸药，功擅解毒，所含甘草次酸，其化学结构与肾上腺皮质激素相似，有潴留水钠，增加血容量之作用。1972年，编者曾参与治疗两例感染性休克的男性高龄患者，确如《实用内科学》所指出的那样，用本方有利于迅速撤掉升压药物。

【方　　源】复旦大学附属华山医院协定方。

七、治疗低血压验方

【方　　歌】

　　　　低血压症有验方，桂草肉桂三钱尝。

　　　　眠差加入夜交藤，津少咽干麦味襄。

　　　　血压低至休克者，再合参附二味汤。

　　　　舌红绛干脉细数，用生脉散方适当。

【组　　成】本方由桂枝、甘草、肉桂各9克组成。入眠差者，加夜交藤10~20克；津液缺乏、咽喉干燥者，加麦冬15克，五味子9克。如血压低至休克时，须加红参6~9克，附子9克。

【用　　法】水煎服。

【主　　治】低血压。

【方义体会】气阴两亏之休克，舌质红绛而干，脉细数者，非本方所宜。用生脉散（人参、麦冬、五味子）方适当。主治低血压伴有头昏、晕倒、眼花、心慌、手凉、脉弱等现象者。低血压伴随的临床症状多属心脾阳虚，舌质多淡红或胖嫩，苔多白润，脉象沉细缓而无力，是阳气不能达于四末所致。《伤寒论》桂枝甘草汤所云："发汗过多，其人叉手自冒心，心下悸，欲得按者"，是本方救治发汗过多，损伤心阳之轻症，但桂枝力弱，故增加肉桂一味。肉桂、桂枝均为辛温药，前者引火归元，温肾纳气，补益命门，鼓舞生机；后者调和营卫，通经达络；甘草调和诸药。肉桂、桂枝均增强心肌收缩力，增加心搏出量，改善血循环，使毛细血管灌流量增加，改善全身情况，升提血压。甘草有肾上腺皮质酮样的作用，故亦有利于升压，可用至30克。《新医药学杂志》（1975年，第2期）记载：观察 38 例门诊患者，男性 20 例，女性 18 例。血压在 90~80 /70~50 mmHg 之间，均有临床症状。一般服 3~9 剂，最多 12 剂后，血压都有不同程度的上升，最高上升 40/20 mmHg，一般上升 20/10 mmHg。自觉症状，特别是头昏消失。再继服 10 余剂，以巩固疗效。编者重复验证有效。截至目前，治低血压方法不多，更宜推广本方。

【方　　源】解放军成都军区机关医院刘正才方。

八、葛苏汤

【方　　歌】

　　葛苏荆芥与防风，白芷麻黄甘草从。

　　解肌发汗能退热，表证加减有妙功。

【组　　成】本方由葛根30~60克，紫苏叶8~10克，荆芥10克，防风10克，白芷10~12克，麻黄6~9克，甘草3克组成。

【用　　法】水煎服，每日1剂或2剂，服后盖被令汗散出。

【主　　治】风寒表证；随症加减，亦可治风热表证。

【方义体会】葛根，辛甘平，解肌退热之效显著，为本方之主要药物，故剂量要足够大。紫苏叶、荆芥、防风、白芷，均属辛温解表药，剂量宜中等。麻黄，发汗解表，剂量宜偏小，有汗者可减去不用。甘草，调和诸药。

　　本方主治风寒表证时，症见咳嗽痰白者，加杏仁、白前各10克，以止咳化痰；主治风热表证，症见发热微恶寒、咽干或痛、头痛或身疼、汗出或无汗，或大便干燥、舌苔薄黄、脉象浮数时，可减去麻黄，加柴胡10~15克，玄参、知母各10克，生石膏15~20克，以发散风热、清热生津；兼见咳嗽痰黄者，又当加黄芩、桑白皮各10克，全瓜蒌15~20克，以清肺化痰止咳。本方组成精简，疗效突出，很便于掌握，至今在泰安市仍被广泛使用。它既不同于麻黄、桂枝等辛温解表剂，也不同于桑叶、菊花、银翘等辛凉解表剂，独具一格，确有自己的特点。临床中，葛苏汤主要用来治疗感冒、流感、急性支气管炎等病，以及感染其他病毒属于表证者；表邪入里者，则不可拘泥于本方，当另行辨证施治，或中西医结合施治，以免贻误病机，加重病情。

【方　　源】《黄河医话》王逢寅方。

九、清瘟汤

【方　　歌】

清瘟汤用冬桑叶，石膏芦根生津液。

再添生甘清肺热，四时感冒服之验。

【组　　成】本方由冬桑叶 15 克，生石膏 9~15 克，生芦根 15 克，生甘草 3 克组成。

【用　　法】水煎服。

【主　　治】四时感冒。

【方义体会】如寒热头痛者，加荆芥穗、紫苏叶；身痛骨节疼甚者，加紫苏、葛根；咽干鼻涕带血者，加生地黄、黄芩；咳嗽有痰者加陈皮、竹茹；喉痛者加桔梗、牛蒡子、板蓝根等。

感冒为一切外感病的总称，乃六淫中之风寒为患，四时皆可发生，尤以冬春常见，多以内蕴微热，复感风寒所致。方中桑叶清轻发散，能退风热之邪，其性甘寒，可清肝明目，其味辛苦，能解上焦脉络之邪；石膏辛甘而寒，辛能走外，寒能清热；芦根甘寒，清泄肺胃之热，用于热病口渴；甘草生用，能补脾胃之不足而泻心火，且能调和诸药。药味简单且无禁忌，随症加减化裁，用之临床立效。1961 年春，用本方治疗流行性感冒 119 例，服用 2 剂痊愈者 89 例，服用 4 剂痊愈者 28 例，服用 5 剂痊愈者 2 例。

【方　　源】《姚树锦中医世家经验辑要》。

十、清暑退热饮

【方　　歌】

　　清暑退热银翘板，川朴藿佩鸡苏散。

　　香薷青蒿紫苏叶，清暑利湿把表解。

【组　　成】本方由香薷 10 克，藿香 10 克，佩兰 10 克，紫苏叶 10 克，金银花 15 克，连翘 10 克，板蓝根（或大青叶）30 克，青蒿 15 克，川厚朴 5 克，鸡苏散（包煎）10 克组成。

【用　　法】水煎服。

【主　　治】暑天感冒。

【方义体会】方中香薷、藿香、佩兰、紫苏叶辛温解表，芳香辟秽。因暑必夹湿，湿为阴邪，非温不化。金银花、连翘、板蓝根（或大青叶）、青蒿清热解毒，清暑退热。鸡苏散由滑石、甘草、薄荷组成，辛凉透表、清暑利湿。川厚朴配苏叶，理气消痞除满。

　　有汗，但热不退者，去香薷、鸡苏散，加柴胡、黄芩、六一散；恶寒头痛较剧者，加川芎、蔓荆子；周身关节酸楚者，加秦艽、大豆黄卷；恶心呕吐者，加陈皮、法半夏；脘痞困倦者，加苍术、薏苡仁；心烦胸闷者，加川黄连、广郁金；大便稀薄者，加苍术、白术、山楂、神曲。

　　《黄帝内经》云："先夏至日者为病温，后夏至日者为病暑。"暑天感冒，是指夏至到大暑期间伤于暑者。症见头痛恶寒，高热无汗，或有汗，但热不退，周身关节酸楚等感冒症状。同时，又有面赤口干、口渴思饮、脘痞困倦、心烦胸闷，或恶心呕吐、大便泄泻等伤暑伤湿表现，此乃暑为寒湿所遏而致。缘由夏暑天气炎热，地气上蒸，人在其中，稍有不慎，易于为病。如纳凉于深堂大厦，或贪图凉快，通宵风扇不息或空调温度过低，或夜宿户外，露水侵袭体表，则见头痛恶寒，发热无汗等表证。若恣意贪吃生冷瓜果，冰棒冷饮，寒湿内生，损伤脾胃，则脘痞吐泻。暑为阳邪易于耗气伤阴，又暑必夹湿，故见面赤、口干欲饮、心烦胸闷、恶心呕吐等暑湿内郁之证。治宜遵《黄帝内经》"必先岁气，毋伐天和"之旨，确立以清暑利湿、辛温解表、芳香化湿为治疗原则，常用自拟方清暑退热饮治之。若作伤寒感冒，但以辛温之剂，适得其反。

【方　　源】《名医名方录》鲍正飞方。

十一、通变柴胡汤

【方　　歌】

通变柴胡陈夏芩，枳壳草果川厚朴。

煎加生姜表兼里，妙法内攻并外攘。

【组　　成】本方由大柴胡 24~30 克，黄芩 9~12 克，草果 4.5 克，半夏 9 克，陈皮 9 克，枳壳 9 克，川厚朴 9 克，甘草 9 克，生姜 9 克组成。

【用　　法】水煎服。

【主　　治】外感热病。

【方义体会】此方依据张仲景的柴胡汤及吴又可的达原饮化裁而来。大柴胡解少阳之表，黄芩清少阳之里，为本方的主药；草果辛香辟秽，宣透伏邪；陈皮、半夏、枳壳、生姜和胃降逆，化痰止呕；川厚朴除湿消胀，化痰下气；甘草调和诸药。总之，本方是一个和解少阳、除湿辟秽而退热的方剂。

身痛无汗者，加桂枝 9 克或豆豉 9 克；头痛者，加羌活 9 克；寒热汗多者，加杭芍药 10 克，桂枝 9 克，大枣 3 枚；咳嗽者，加杏仁 9 克，枇杷叶 12 克；食欲缺乏者，加焦山楂、焦麦芽、炒神曲各 9 克；呕吐者，加竹茹 9 克；咽喉疼痛者，加桔梗 9 克，牛蒡子 9 克，板蓝根 12 克；昼轻夜重者，加鳖甲 9 克，何首乌 9 克，党参 9 克。

临床上治疗外感热性病的方剂较为多见，但对邪入膜原、湿热内阻或少阳未尽者，运用通变柴胡汤能达到理想之效。关于大柴胡的用量，在寒热往来明显、热度较高的情况下可用到 30 克，有时可用到 45~60 克；寒热往来较轻，热度不高，只有明显倦息无力，口苦脘闷不畅，食欲缺乏的情况，可用 21~24 克；古人有"柴胡半斤少阳平"语，信不诬也。编者认为，大柴胡与小柴胡有别，大柴胡为老成者，小柴胡为春采之嫩者，升发力较强。小柴胡用量一般不超过 15~18 克，否则可导致汗出过多、眩晕等症。

【方　　源】《黄河医话》李绍南方。

十二、理饮汤

【方　　歌】

理饮苓桂术甘汤，干姜芍陈痰饮方。

脘闷呕恶加厚朴，若有气虚黄芪添。

【组　　成】本方由白术 12 克，干姜 15 克，桂枝 6 克，炙甘草 6 克，茯苓 6 克，生杭芍药 6 克，橘红 4.5 克，川厚朴 4.5 克组成。如有气虚，可加黄芪 15 克。

【用　　法】水煎服。

【主　　治】脾咳。

【方义体会】脾咳属痰饮病范畴，其病机为脾虚失运，痰饮内生，上贮于肺，所谓"脾为生痰之源，肺为贮痰之器"。张琪教授对此病审其无里热证，喜用张锡纯理饮汤。理饮汤系苓桂术甘汤加味而成，组方配伍严谨，疗效甚佳，张琪教授用此方治疗肺气肿、慢性支气管炎等属痰饮病范畴，无里热证者皆有良好疗效。张琪教授认为，应用此方辨证应注意以下要点：① 咳喘短气，胸满；② 痰涎多而清稀，咳吐不爽；③ 头眩耳鸣，烦躁身热；④ 脉象弦迟细弱，或浮大无力，舌苔白滑或厚腻。其中①、②、④为主症，③则属假热，乃饮邪逼阳气外出之假象，间或有之，当从舌脉辨识，不可误作热证投以寒凉之剂，此症候在痰饮宿疾之肺气肿、肺心病个别患者中可见，并非主症。

【方　　源】《中国百年百名中医临床家丛书：张琪》。

十三、九宝降气汤

【方　　歌】
　　九宝降气半夏陈，冬花杷叶苏子仁。
　　桑皮大腹麻黄绒，甘草薄荷治喘神。

【组　　成】本方由紫苏子 15 克，麻黄绒 12 克，薄荷 10 克，大腹皮 12 克，陈皮 10 克，桑白皮 12 克，桂枝 10 克，法半夏 10 克，款冬花 15 克，炙枇杷叶 15 克，甘草 6 克组成。

【用　　法】水煎服，每日 1 剂，分 3 次饭后半小时温服。

【主　　治】咳喘。

【方义体会】杨老立方遣药素以方简效宏、配伍灵活、运巧制宜著称。《苏沈良方》中的九宝散（大腹皮、肉桂、炙甘草、紫苏叶、杏仁、桑白皮、麻黄、陈皮、薄荷），主治积年病喘，秋冬辄剧，不可坐卧者。杨介宾老先生承其组方之意，却不拘泥方中之药。他根据喘咳患者，多有宿痰内伏、风寒外袭的病机特点，将原方化裁，组成了一剂温而兼清，宣肃并用，长于降气化痰的喘咳良方——九宝降气汤。
　　方中用紫苏子肃肺，与麻黄绒相伍共奏降气平喘之功；桂枝、薄荷宣肺解表，温中化饮；炙枇杷叶、款冬花化痰降气，止咳平喘；陈皮、法半夏燥湿除痰；大腹皮理气宽中，以助陈夏之功。本方尤妙在于上述温药之中，兼用一味苦寒之桑白皮，以清郁闭之痰热。全方宣肃并举，散降同用，对于痰湿素盛，复感风寒，肺气壅塞之咳喘证尤为适宜。

【方　　源】梁繁荣．杨介宾教授组方用药经验举隅．成都中医学院学报，1994，17（1）：2．

十四、温肺逐饮汤

【方　　歌】

　　　　温肺逐饮用经方，苓甘五味姜辛汤。

　　　　厚朴麻黄夏杏壳，更加苏子方真妙。

【组　　成】本方由麻黄、法半夏、杏仁、紫苏子、厚朴、枳壳各 10 克，细辛 3~6 克，五味子、干姜、甘草各 6 克，茯苓 15 克组成。

【用　　法】每日 1 剂，煎煮（约 20 分钟）2 次，取药汁和合，约450 毫升，等量分 3 份、日二夜一温服。

【主　　治】寒饮咳喘、慢性支气管炎、支气管哮喘。

【方义体会】本方是杨百弗先生以数十年治疗咳喘的经验，以《金匮要略》中的苓甘五味姜辛汤和厚朴麻黄汤为基础，灵活变通而成。方中麻黄、杏仁、细辛、干姜、紫苏子为主药，温肺散寒，宣肺平喘；辅以法半夏、茯苓燥湿化痰；厚朴、枳壳理气化痰平喘；五味子敛肺且防诸药辛燥太过；甘草调和诸药。此方宣降合用，散收相伍，共奏温肺化痰、止咳平喘之功。

　　若咳嗽痰多，舌苔厚腻者，加冬瓜仁、白术、桔梗，以健脾祛湿，清肺化痰；咳喘较甚者，加紫菀、款冬花、前胡、桑白皮，以降气平喘，止咳化痰；痰涎壅盛，大便不通者，加葶苈子、白芥子、桃仁，以泻肺涤痰，润肺通便；胸痛气塞者，加瓜蒌皮、郁金，以宽胸理气，通络化痰；痰色转黄，口干渴者，去麻黄，减干姜用量，加川贝母、天花粉，以清肺生津，化痰止咳。

【方　　源】郑晓英. 杨百弗医方治验选介. 四川中医，1993（1）：12.

十五、五子定喘汤

【方　　歌】

五子定喘用五子，葶苈杏仁莱芥苏。

老人痰多饮食少，咳喘胸闷此方除。

【组　　成】本方由紫苏子10克，莱菔子10克，白芥子3克，杏仁10克，葶苈子10克组成。

【用　　法】水煎服。

【主　　治】痰喘。

【方义体会】本方以豁痰下气的三子养亲汤为基础，加杏仁宣肺平喘，葶苈子泻肺行水，一宣一泻，气机通畅则哮喘自平，但宜在无表邪的情况下应用，若属风寒闭肺则非所宜。

兼咳嗽者，加前胡、白前、紫菀、款冬花；食少者，加菖蒲、佩兰；胸闷者，加厚朴、陈皮；便秘者，加全瓜蒌、薤白。

祝氏认为，肺脏所伏之痰浊水饮是哮喘病屡发屡止的潜在因素，此即《金匮要略》所谓"留饮、伏饮"，后世称为"窠囊之痰"。痰浊水饮久踞肺脏，每因感受寒邪、饮食劳倦或情志变动而诱发，搏击气道则出现痰涎涌盛、黏稠不爽、胸膈满闷、纳差便秘、舌苔腻脉滑等症。祝氏常谓"治喘必先治痰，治痰宜调气"，自拟五子定喘汤加味治疗痰喘。典型的季节性哮喘与过敏因素关系密切，患者由于接触花粉、尘螨、药物等过敏原后，引起支气管平滑肌痉挛和管腔狭窄，导致哮喘发作，故又称为过敏性哮喘，此类患者大多见于儿童和青少年。祝氏在治疗时主张辨病用药，常选验方过敏煎（银柴胡10克，防风

10克，乌梅10克，五味子10克，生甘草6克）或者脱敏煎（香附10克，五灵脂10克，黑、白牵牛子各3克）以抗敏解痉、止咳平喘，尤其是脱敏煎对闻油烟等刺激性气体过敏者有较好效果。随症加钩藤、薄荷、蝉蜕、地龙等解痉药。药理实验证实，上述方药均有一定的抗超敏反应的作用。

【方　　源】祝谌予方。

十六、慢支方

【方　　歌】

慢支方里四君藏，焦术炙甘茯苓党。

冬花炙百夏橘红，补土生金有奇功。

【组　　成】本方由党参 10~20 克，焦白术 6~12 克，茯苓 10~20 克，炙甘草 3~6 克，法半夏 6~12 克，化橘红 6~12 克，炙百部 10~20 克，炙款冬花 10~20 克组成。

【用　　法】水煎服。

【主　　治】慢性支气管炎。

【方义体会】有背部恶寒者，再加细辛 3~6 克；喘较重者，加炙麻黄 5~10 克，如虚人不耐麻黄，防其汗出伤阳，则改用连钱草（又名佛耳草）15~30 克；痰量特多、痰诞不断者，加猪牙皂 1~3 克，胆南星 3~10 克；体虚甚者，加重党参或用红参。张氏治此病，属实证者常投小青龙汤，凡虚证则用上法，或先服小青龙汤，咳喘稍平后，以上方"补土生金"，为善后之法。

治疗慢性支气管炎的主要矛盾，应在脾而不在肺，因为脾气充足则能益气生肺，使肺气亦能充足，再则脾气充足则能化湿而痰不生，肺不贮痰则咳喘自平。常用补土生金之法为主，佐以祛痰、止咳、平喘药物，在临床上取得较为满意的效果。

【方　　源】《著名中医学家的学术经验》张海峰方。

十七、保元养心汤

【方　　歌】
保元养心益气阴，活血通络疗冠心。
芪桂麦冬西洋参，炙甘黄精加丹参。
五味赤芍配川芎，檀香砂仁失眠宁。

【组　　成】本方由西洋参 10 克（或党参 15 克，或太子参 20 克），黄芪 15 克，麦冬 15 克，五味子 10 克，黄精 15 克，赤芍 15 克，川芎 10 克，丹参 15 克，檀香 10 克，砂仁 10 克，桂枝 6 克，炙甘草 10 克组成。

【用　　法】先将药物用清水 800 毫升浸泡 40 分钟，文火煎取 200 毫升；第二煎加水 600 毫升取汁 200 毫升；两煎药汁兑匀，分 2 次于早晚饭后 1.5 小时温服，每日 1 剂。

【主　　治】气阴两虚兼血瘀证的胸痹（冠心病）。

【方义体会】本方由保元汤、生脉散、丹参饮、四物汤四方加减化裁而成。保元汤保其元气，益气助阳，阳生阴长，有回生之功。《名医方论》中说："人知火能克金，而不知气能胜火；人知金能生水，而不知气即是水。此义惟东垣知之，故曰参、芪、甘草，除烦热之圣药"，说明阴血津液赖以气化蒸腾而输布全身，荣养心脉脏腑。生脉散益气生津，养阴清热，敛肺止汗，使脉得气充，血运畅顺。丹参饮理气止痛，活血通络，以治心胃疼痛。黄精、赤芍、川芎有四物之义，具有补养阴血、活血祛瘀功效。方中人参大补元气，生津宁神，调荣养卫；麦冬养阴润燥，生津止渴，清心除烦，两者共为君药。黄芪补中益气，升阳固表，护阴生血；黄精补脾益气，润肺生津，养血益精；丹参功同四物，补血活血，凉血除烦；檀香理气活血，调脾利肺，宽胸开胃，上四味为臣药，助君补气养血，生津除烦，活血通络。赤芍、川芎为佐药，有活血祛瘀、通络止痛作用，赤芍清血中瘀血，川芎行血中之滞，止痛功卓；五味子敛阴生津，摄精固元，宁心除烦；砂仁理气醒脾，宽中和胃，疏畅气机，上四味佐君臣活血通络，敛阴宁心，疏畅气机。炙甘草补益心气，调和诸药；桂枝助心阳调营卫，行达十四经络，引诸药直达病所而为使药。诸药益气保元，养阴生津，活血通络，使心气得复，心血得养，心神得宁，气机畅顺，血活瘀化，脉络通达，恢复心主血脉、心主神明的正常功能。

心绞痛血瘀症象明显者，可选加郁金、延胡索、制乳没、三七、瓜蒌、薤白、炮山甲等；心功能不全（心力衰竭）血瘀水停明显者，可选加红花、桃仁、益母草、葶苈子、云苓、冬瓜皮、大腹皮、猪苓、泽泻、车前草（子）、生麦芽、生香附等；低血压综合征、传导阻滞、心动过缓、阳气虚弱明显者，可选加淫羊藿、补骨脂、干姜、附子、徐长卿、红参、枳壳、鹿茸、益智仁、青皮等；失眠多梦、阴虚火旺明显者，可选加炒酸枣仁、柏子仁、知母、百合、女贞子、远志、生地黄、石菖蒲、龙齿、龟甲（胶）、合欢皮、夜交藤等；心悸怔忡、阴虚痰热明显者，可选加前胡、瓜蒌、川贝母、沙参、天花粉、百合、生地黄、竹沥等药，或配以黄连温胆汤以清痰热；自汗盗汗、卫表不固明显者，可选加山茱萸、白芍药、龙骨、牡蛎、生地黄、百合、煨刺猬皮、金樱子、枸杞子等。

【方　　源】《名医名方录》袁海波方。

十八、舒心汤

【方　　歌】

舒心汤治冠心病，瓜蒌薤白羊藿应。

山萸首乌当归乡，丹参麦冬牛膝尝。

【组　　成】本方由淫羊藿、当归、丹参各15克，制何首乌20克，山茱萸6克，怀牛膝、瓜蒌、薤白各10克，麦冬12克组成。

【用　　法】水煎服。

【主　　治】冠心病。

【方义体会】方中淫羊藿辛甘而温，功专"补命门，益精气，坚筋骨，利小便"（《本草备要》），温补肾阳为君药；制何首乌、山茱萸、怀牛膝补肾填精固涩为臣药，且制何首乌药性不寒、不燥、不腻，诚为滋补良药；麦冬养阴益肾清心，当归、丹参补血活血养心，瓜蒌、薤白化痰理气宽胸，诸药共为佐使。全方温而不燥，补而不腻，散敛结合，标本兼顾。

若睡眠欠佳者，加酸枣仁30克，远志10克；合并心功能不全者，加炒葶苈子、黄芪各30克，鲜生姜10克；合并高血压者，合用钩藤散，天麻、钩藤各（后下）15克，黄芩、菊花各10克等；合并糖尿病者，加天花粉15克；合并高脂血症者，加生山楂、草决明各15克；合并窦性心动过缓者，合用麻黄附子细辛汤，麻黄6~10克，制附子（先煎）6~15克，细辛3~10克，桂枝10克等通阳散结；合并室性期前收缩者，加苦参20克。

【方　　源】《陕西省名老中医经验荟萃第6辑》杨培君方。

十九、通阳宣痹旋气方

【方　　歌】

通阳宣痹旋气方，瓜蒌薤白半夏汤。

枳朴桂枝白檀香，延胡丹参甘松良。

【组　　成】本方由薤白15克，全瓜蒌15克，旋覆花10克，半夏15克，厚朴12克，枳壳12克，甘松15克，白檀香10克，丹参30克，桂枝10克，延胡索12克组成。

【用　　法】水煎服。

【主　　治】冠心病、心绞痛。

【方义体会】本方取薤白、瓜蒌、半夏、甘松、桂枝辛温通阳，化痰宣痹；厚朴、枳壳、白檀香理气行滞，以畅胸廓；丹参、延胡索、旋覆花活血化瘀，通络止痛。方中薤白、瓜蒌量宜重，可用至30克。尤其薤白一味，辛而不燥，通阳散结，功效尤殊。

心阳虚甚，背冷畏寒，手足欠温者，加附子、干姜、炙甘草以温阳强心；心气不足，气短乏力，胸闷隐痛，活动易发者，加党参、黄芪、黄精、茯苓以补益心气；心血亏虚，面色无华，心悸失眠者，加当归、熟地黄、阿胶、酸枣仁以滋补心血；心阴不足，心烦少寐，怔忡不安者，加生地黄、玄参、麦冬、五味子、夜交藤以滋养心阴；气阴两虚，心悸气短，胸痛隐隐者，加生脉散以益气养阴；兼气滞于胸，胸闷而痛，嗳气腹胀者，加郁金、炒莱菔子以疏肝理气；兼痰饮上泛，咳唾痰涎，口黏纳呆者，加茯苓、陈皮、枇杷叶、海蛤壳以蠲痰化饮；兼瘀血阻痹，胸痛如刺，甚或彻背者，加毛冬青、当归、川芎、赤芍、红花、桃仁以活血化瘀；兼寒凝血脉，胸痛剧烈，唇甲暗紫者，加大附子、桂枝用量以逐寒通痹，或冲服良荜散（高良姜、荜茇、延胡索、酸枣仁、丹参、炙甘草各30克，冰片3克，研细末，每服3克，每日3次）；血压高者，加代赭石、钩藤、牛膝以平肝潜阳，属气虚甚者之高血压，还可加黄芪60克；血脂高者，加草决明、山楂、何首乌、红鸡冠花以软脉降脂；心绞痛发作频繁，舌质紫暗或有瘀斑者，加血竭、琥珀、丹参、冰片，共研细末冲服，以抗凝消瘀，防止血栓；如卒然心痛，痛急难缓者，多属冠状动脉痉挛所致，加龟甲、鳖甲、白芍、地龙、全蝎以息风解痉，通络止痛。

　　冠心病心绞痛之基本病机为本虚标实。本虚者，胸阳不振，失于温煦，致运血无力，心脉痹阻；标实者，气滞痰阻，寒凝血瘀，致胸阳不宣，心脉挛急。前者类似西医冠状动脉粥样硬化性心脏病，后者与冠状动脉痉挛疼痛相似。但总的病理机制关键在于胸阳不振，机枢痹结。张老认为，胸为阳位，是为清旷之地，设若离照不足，阳气不展，不但万物不长，且阴霾亦易乘其阳位，蔽集清空。致机枢痹结，络脉不通，而发心痛之疾。正如喻嘉言所云："胸中阳气如离照当空，旷然无外，设地气一上，则窒塞有加，故知胸痹者，阳气不用，阴气上逆之候也。"近代医家任应秋也说："由于心的功能首先是主阳气，其次是血脉。因而发生病变，亦首先是阳气方面的亏虚，其次才是血脉方面有所损害。"因此，胸阳不展，机枢痹结，是引起冠心病心绞痛的主要病理基础和关键。针对上述病机，张老确立了通阳宣痹，旋转胸中大气的基本治法。盖通阳宣痹，可使瘀阻、硬化之心脉得以畅通；旋转大气，可使积于胸中之阴逆诸邪散去。"大气一转，其气乃散"（《医门法律》）。心脉得荣，血络畅通；绌急得解，挛痛可止，则冠心病之痛自可缓解。此不治痛而痛自止，不化瘀而脉自通，决非简单的活血化瘀法可比。然而，在运用本法的同时，还要根据疾病发展变化，针对出现的多种兼夹之症，随症加减，灵活变通，不可执一方而通治之。

　　【方　　源】《张鹳一医案医话集》。

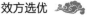

二十、四参安心汤

【方　　歌】

四参安心西洋参，丹参苦参老玄参。

楂桂麦冬炒枣仁，补气养血宁心神。

【组　　成】本方由西洋参 10 克（也可用太子参代替，量需加大），丹参 15 克，玄参 10 克，苦参 10 克，炙甘草 10 克，炒酸枣仁 10 克，麦冬 15 克，生山楂 10 克，桂枝 6 克组成。

【用　　法】西洋参另炖，余药加水煎，两者兑入，每日 1 剂，每剂服 2 次或 3 次。

【主　　治】病毒性心肌炎，并发心肌损害、心肌缺血。

【方义体会】此方用西洋参或太子参、炙甘草益心气，玄参、麦冬养心阴，丹参祛瘀生新且能改善心脏血液供应，苦参清热解毒且能纠正心律失常，炒酸枣仁养心安神，桂枝振奋心阳，生山楂活血化瘀且又防滋腻碍胃。全方具有阴阳双调，益气养阴，通阳复脉，改善心脏供血，纠正心律失常，营养心肌等多种功效。

胸闷者，加全瓜蒌、薤白；气短汗出者，加炙黄芪、五味子；身微热者，加白薇或地骨皮；胸痛者，加赤芍、桃仁、三七、檀香、制乳没；轻度水肿者，加茯苓、益母草；惊悸者，加琥珀、茯神；腰酸痛者，加桑寄生、杜仲、山茱萸；血压偏低者，可服生脉冲剂，或注射生脉注射液；失眠者，可加重炒酸枣仁，加夜交藤等。

张老临证观察发现，病毒性心肌炎由于毒舍心经，久留不去，往往表现热毒症状不重，而阴伤、气耗或气阴两伤比较明显，再结合西医对此病的认识，基本病理表现主要在热、瘀、虚三个方面，尤其是中后期病程较长，病情症状变化不大，可以以此病理拟定一基本方来治疗心肌炎，于是草拟了"四参安心汤"。方中用太子参（若条件允许用西洋参更好），其性苦凉，补益心气、心阴，且无助热之弊；配合炙甘草，益心气作用更好；丹参味苦微寒，祛瘀生新，且能调脉安神，可以改善心肌的血液供应；玄参滋阴清热，散结解毒，能标本兼顾，既滋补阴液又清热、散结、解毒，若瘀热较重或夹有热毒时，宜再加连翘、大青叶、黄芩之类；苦参古代多作清热燥湿药用，近代药理证实有调节心脏节律作用，对脉结代者用之甚宜，但其味甚苦，量不可过大，以防伤胃呕吐，苦参还可以清热解毒。以上四种参为主药，具有益心气、化心瘀、清心热、调心律之作用。再加炒酸枣仁、麦冬，养心阴、益心血；气阴两虚而热毒不甚者，可与生脉散同用；心阳虚衰者，可加桂枝、制附子；胸闷者，可加瓜蒌、薤白；加入生山楂，既可协助活血化瘀，又可作消积健胃之用。经多例临床验证，确有较好疗效。

【方　　源】《碥石集：二十一位著名中医学家经验传薪（第五集）》张学文方。

二十一、桑菊平肝汤

【方　　歌】

桑菊平肝血压病，天麻钩藤石决明。

生地白芍夏枯芩，牡蛎甘草血压平。

【组　　成】本方由桑叶 10 克，菊花 10 克，生地黄 20 克，白芍 15 克，黄芩 10 克，夏枯草 20 克，牡蛎 30 克，钩藤（后下）15 克，石决明 30 克，天麻 15 克，甘草 6 克组成。

【用　　法】先将上药 1 剂，用冷水浸泡 30 分钟，然后煎煮，首次煎沸 30 分钟，二煎、三煎各 15 分钟，煎好后混合均匀，总量 600 毫升，每日 1 剂，分 3 次饭后 1 小时温服，夏季可每日 4~6 次冷服或当茶饮。一般 2 剂或 3 剂即效，如病程较长，血压不稳定，则须常服，稳定正常后，每周服 1 剂或 2 剂以巩固疗效，亦可缓服或停服。

【主　　治】高血压病，病机属阴虚阳亢者。

【方义体会】本方系根据《杂病证治新义》天麻钩藤饮化裁而成。久经临床验证，治疗高血压头痛眩晕等证，颇具功效。往往 1~2 剂即应；3~5 剂显效，10 余剂痊愈，治愈者数以百计。在治疗中贵在坚持服药，宜卧床休息，忌食辛辣，力戒恼怒，以免肝阳暴涨而出现危象。

高血压病属中医头痛、眩晕范畴。由于情志内伤，导致脏腑经络气机失调而出现临床上一系列的病理表现。只要谨守病机，精心组方选药，则不难获效。宗《黄帝内经》"诸风掉眩，皆属于肝""疗热以寒药"为大法，滋肾平肝、苦寒清降为治本之则，故自拟"桑菊平肝汤"。取桑叶、菊花甘苦微寒，轻清疏散，入肺、肝、肾经，二味同用平降肝阳，善祛风热而治肝阳上升所致之头痛，头晕目昏；生地黄甘苦大寒，入心、肝、肾经，凉血滋阴，引热下行，除肝木血热；白芍养血敛阴、平肝缓痛，可治血虚肝旺的高血压，更疗肝阳上扰之头晕目昏；黄芩苦寒，清肝胆之湿热，除热邪上熏之头痛，近代研究有降压、镇静、解热、利胆的作用；夏枯草苦寒泄热，能散厥阴之郁火，善治头痛、目痛、眩晕等证，是防治高血压的一味良药；牡蛎咸寒，益阴潜阳，镇惊安神，善平上亢之肝阳；钩藤轻清透热，平肝息风，能治热动肝风而引起的高血压、头晕、头痛；石决明咸寒，益肝阴、镇肝阳，对高血压头痛有较好效果；天麻甘平，活血脉，治眩晕，为祛风之要药；甘草甘平，和诸药而缓苦寒之性。诸药同用，集诸咸寒甘苦于一体，增强平肝潜阳、滋阴清热之力，提高治疗高血压头痛之效。

失眠、多梦者，加酸枣仁 15 克，夜交藤 30 克以镇静安神；头痛甚者，加刺蒺藜 15 克，怀牛膝 15 克以散肝风，引热下行；血压偏高者，倍用石决明 60 克以加强镇潜之力；心烦易怒者，加麦冬 20 克以清心除烦渴。

【方　　源】梁繁荣. 杨介宾教授组方用药经验举隅. 成都中医学院学报，1994，17（1）：21.

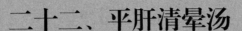

二十二、平肝清晕汤

【方　　歌】

　　　平肝清晕生地黄，生龙生牡决明尝。
　　　白芍白菊白蒺藜，治眩镇肝可潜阳。

【组　　成】本方由生白芍 12 克，生石决明 15 克，白蒺藜 12 克，菊花 9 克，生地黄 12 克，生龙骨 15 克，生牡蛎 15 克组成。

【用　　法】水煎服。

【主　　治】肝阳上亢之眩晕。

【方义体会】平肝清晕汤，乃张老多年之经验方，遵《黄帝内经》"诸风掉眩，皆属于肝"之理，从张锡纯的建瓴汤推衍而得。方中生白芍、生地黄滋阴养血，生石决明乃镇肝潜阳治眩晕之要药，生龙骨、生牡蛎重镇潜阳，兼有滋阴之功。合而用之，既能滋养肝肾之阴，又可潜镇上之阳，为方中治本之品。菊花、白蒺藜清肝明目，而兼祛头风，此为方中治标之药。全方七味，标本兼顾。对肝阳上亢之眩晕，不论其病因如何，皆确中病理，故效如桴鼓。

　　如眩晕甚者，加天麻、钩藤、玉竹等柔肝息风之品；耳鸣甚者，加磁石；大便干者，加当归、火麻仁；手足心热者，加牡丹皮、地骨皮；恶心者，加竹茹、代赭石；失眠者，加远志、炒酸枣仁；如食少纳呆者，去生地黄。

【方　　源】《张子琳医疗经验选辑》。

二十三、定眩饮

【方　　歌】

定眩饮是组合方，理气化痰眩晕良。

僵蚕蝉蜕片姜黄，半夏白术天麻汤。

茯苓晚蚕寒石用，栀胆陈草吴萸匡。

【组　　成】本方由僵蚕 10 克，蝉蜕 10 克，片姜黄 10 克，天麻 10 克，半夏 10 克，白术 10 克，茯苓 12 克，晚蚕沙 6 克，寒水石 10 克，陈皮、甘草各 6 克，枳实 10 克，吴茱萸、焦栀子、龙胆草各 3 克组成。

【用　　法】水煎服。

【主　　治】眩晕，属美尼尔综合征、高血压病（或肾性高血压，清浊不分、升降失职型）。

【方义体会】定眩饮针对眩晕之病因病机，由升降散、天麻半夏白术汤、宣清导浊汤、温胆汤、吴茱萸汤、龙胆泻肝汤等化裁组成，经编者临床 30 多年运用，每获良效。本方用于治疗属于湿痰阻滞，挟风上扰，清阳不升，浊阴不降，胆胃不和的眩晕，常见于西医美尼尔综合征、高血压病、肾性高血压等。立方以朱丹溪"无痰不作眩""六腑以通为用""以降促升"为理论依据，针对痰湿中阻，挟风上扰，清阳不升，浊阴不降，湿郁生热，胆胃失和，三焦不利而设。本病位在脾、胃、肝、肾。《脾胃论》说："足太阴痰厥头痛非半夏不能疗，眼黑头眩，风虚内作，非天麻不能除"，方中半夏、天麻加二陈汤为主，化痰息风，健脾祛湿，理气和胃；升降散乃清代杨粟山治疗火郁三焦、寒遏于外之湿热病的名方，其中僵蚕、蝉蜕升清解郁宣达，姜黄、大黄降浊泄热导火，本方中用枳实易大黄，即有大黄通腑降浊之效，又辛温燥湿化痰，助中焦健运，仍为二升二降，升清降浊，内外通达，气机调畅，阴阳平秘；肝之经脉行于巅顶，痰湿为阴，得湿则化，吴茱萸味辛性热，归肝肾经，下气降逆，中温脾胃，下暖肝肾，暖肝和胃，助痰湿之化；湿郁日久，化火生热，用龙胆草、焦山栀清利肝胆之热，以助和中；晚蚕沙、寒水石宣清导浊，行滞通腑，分利湿热，以助升降散升清降浊。全方共奏暖肝和胃，清胆安中，升清降浊，理气化痰之功。

若湿邪化火不著者，去龙胆草、焦山栀；呕逆不重者，可去晚蚕沙、寒水石；高压偏高者，加生杜仲、生白芍；头痛明显者，加细辛、升麻；纳呆少食者，加砂仁、鸡内金；夜寐不实者，加远志、酸枣仁；大便不爽者，加生大黄。

【方　　　源】《姚树锦中医世家经验辑要》。

二十四、益气聪明汤

【方　　歌】

益气聪明升降法，蔓荆葛根同升麻。

黄芪人参炙甘草，赤白二芍黄柏佳。

【组　　成】本方由黄芪、太子参各12克，蔓荆子、葛根、赤芍、白芍各9克，炙甘草、升麻、黄柏各4.5克组成。金老临床应用本方，以太子参易人参。

【用　　法】水煎服。

【主　　治】梅尼埃病、迷路炎、内耳药物中毒、脑动脉硬化、椎基底动脉供血不足、癫痫、低血压病及排尿性晕厥。

【方义体会】金老认为本方以"升"为主，以"降"为辅，充分地体现了东垣的学术思想。方中黄芪、人参、甘草补脾胃，益中气；蔓荆子、升麻、葛根鼓舞胃气，升发清阳为主。中气既足，清阳得升，则耳目诸窍皆得通利，是即"益气聪明"之义。芍药赤者"散邪行血"（《本草求真》），白者"收摄脾气之散乱"（《本草正义》），并可敛阴益营，以防升散太过之弊，金老常喜合用。至于黄柏一味，更含深义。盖脾胃气虚则五脏气血皆不足，不能上荣头目，而"火与元气不两立，一胜则一负"（《脾胃论》）。脾胃气虚则阴火旺，阴火旺则上炎，上炎则邪害空窍而致耳目不聪，故须少佐黄柏，以降上炎之阴火，实有助于益气升阳之力。但剂量须小，胃寒者宜去之。

乏力甚，气虚明显者，太子参、黄芪各用18克，甚则30克，或以党参易太子参；项强不适者，葛根用12~18克；兼见轻度泄泻或脱肛者，加升麻6~9克；兼有热象者，加黄柏6~9克；胃寒者，去黄柏；伴头重、头痛、头晕者，加炙地龙 12 克，川芎 9 克；伴头痛或有口腔溃疡者，加细辛 3 克；目糊不清者，加枸杞子 12 克，菊花 9 克；有鼻炎史或鼻塞不通者，加苍耳子 9 克，茜草、金银花各 12 克；头重、泛恶、胸闷、舌苔腻者，加姜半夏、茯苓、陈皮各 9 克，或加苍术 9 克，川厚朴 6 克，生薏苡仁 12 克；心悸不适者，加丹参 12 克，柏子仁 9 克；颈椎增生者，加炙地龙 12 克，炙蜂房 6 克；肌肉瞤动者，重用芍药，加鸡血藤 30 克，钩藤 12 克；夜寐较差、多梦者，加茯苓 9 克，远志 4.5 克，或加炒酸枣仁 6 克，或加柏子仁 9 克；情绪易紧张激动者，加淮小麦 30 克，大枣 7 枚；大便干结者，轻则用火麻仁、柏子仁，重则用制大黄、生大黄；小便清长，或夜尿频数者，加益智仁 9 克，菟丝子 12 克；易汗出、畏寒者，加桂枝 4.5 克；畏寒、肢冷者，加制附子 4.5 克，干姜 3 克；面色萎黄，脉细无力者，加当归 9 克，生地黄 12 克；血压高者，去黄柏，加黄芩 12 克，石决明 30 克，甚则用羚羊角*粉（分吞）0.3 克；眩晕如坐舟中，或有美尼尔综合征病史者，加泽泻 20 克，白术 9 克；肢体麻木者，加指迷茯苓丸（包煎）30 克；大便溏薄者，加白术 9 克，甚则同用苍术 9 克。

　　益气聪明汤方原出《东垣先生试效方》，是治疗内障眼病的方剂之一。本方之所以能治内障眼病，据东垣之论是："夫五脏六腑之精气，皆禀受于脾土，而上贯于目。脾者，诸阴之首也，目者，血气之宗也，故脾虚则五脏六腑之精气皆失所司，不能归明于目矣"（《脾胃论》）。但金老认为，气虚而清阳不能上升，不只表现为眼目内障，如《灵枢·口问》云："上气不足，脑为之不满，耳为之苦鸣，头为之苦倾，目为之眩"，可见远不止内障一证。因此，在临床上常根据《黄帝内经》理论，活用此方。本方贯穿东垣补气升阳的治疗原则，以古方治今病，其诀全在能活用。正如丹波元坚所说："用方之妙，莫如于加减；用方之难，亦莫如于加减"。金老运用本方治疗头面部病证，之所以常获显效，是因为既能紧紧抓住辨证这一关键，又能因证制宜，灵活加减。

　　【方　　源】《百家名医临证经验》金寿山方。

---

* 现多用水牛角代替。

二十五、肝痛验方

【方　　歌】

　　　　肝痛验方桃血藤，丹参不留路路通。

　　　　归红赤芍益母草，活血化瘀必收功。

【组　　成】本方由桃仁六钱（拟作 9 克），鸡血藤 60 克（拟作 15 克），丹参一两（拟作 15 克），王不留行六钱（拟作 9 克），路路通六钱（拟作 9 克），当归一两（拟作 15 克），红花一两（拟作 9 克），赤芍一两（拟作 15 克），益母草一两（拟作 15 克），山楂 60 克（拟作 9 克）组成。

【用　　法】原法为研细末，炼蜜作丸，每丸重三钱，早晚各一丸。改剂量后，水煎服。

【主　　治】血瘀性肝区疼痛。

【方义体会】编者历试于胸肋疼痛、日久入络之候患者，其中包括慢性肝炎、肋间神经痛、肋软骨炎等，均显良效。

【方　　源】《实用药物手册》（中国医科大学革委会出版，1969 年）。

二十六、柴胡加龙骨牡蛎汤

【方　　歌】

柴胡龙骨牡蛎汤，苓桂夏姜枣参黄。

铅丹易朱黄芩入，胸满烦惊得安康。

【组　　成】本方由柴胡6克，生龙骨、生牡蛎各15克，桂枝6克，茯苓15克，半夏6克，生姜3克，大枣3枚，党参9克，生大黄3~6克，朱砂3克（冲服2次，原方为铅丹，有毒，外用拔毒生肌，不作内服），黄芩9克（另方无黄芩）组成。

【用　　法】水煎服。

【主　　治】更年期综合征。

【方义体会】《伤寒论》原文"伤寒八、九日，下之，胸满烦惊，小便不利，谵语，一身尽重，不可转侧者，柴胡加龙骨牡蛎汤主之。"其原意是指太阳病伤寒，里未实而用下法，邪气乘虚内陷，遂致胸阳虚而胸闷，心神虚而烦扰不宁，惊惕不安，三焦决渎之权失职而小便不利，津液因用下法而受损，再加燥热之邪出现妄言。因下法而不得转枢，致一身尽重，不可转侧。这是虚实互见、表里错杂的证候，故用和解法治疗。方中柴胡、黄芩作用于胸胁，有疏通除烦之效，生龙骨、生牡蛎安神镇惊，桂枝、茯苓安冲祛饮，茯苓、生龙骨、生牡蛎相伍又善治心悸，生大黄导滞以撤除余热，且苦寒镇惊。党参辅气，亦可生津，朱砂安神宁心。生姜、大枣调和诸药，健脾和中。日本汉医早就扩大本方的应用范围，治疗神经衰弱、癔症等。

编者常用本方治疗妇女更年期综合征，表现为易怒善忘，心悸烦躁，失眠多梦，头昏头痛，多汗少食，面赤口苦，舌被白苔，舌质红，脉细弦等症。本方较归脾汤类效尤佳，对甲状腺功能亢进、高血压也有一定的效果。

【方　　源】《伤寒论》。

二十七、桂枝加术附汤

【方　　歌】

桂枝汤中加术附，风寒湿痹本方投。

桂枝汤若加龙牡，失精眩晕心悸求。

【组　　成】本方由桂枝 15 克，白芍 15 克，甘草 6 克，生姜 3 克，大枣 3 枚，白术 15 克，炙附子 6 克组成。

【用　　法】水煎服。

【主　　治】风寒湿痹，关节痹痛。

【方义体会】可用于风湿性关节炎偏于寒湿较重者。方中桂枝汤调和营卫，舒筋活络，白术胜湿，炙附子温经。从而适用于寒湿偏重之痹证。

桂枝龙骨牡蛎汤由桂枝 9 克、白芍 9 克、炙甘草 4.5 克、生姜 6 克、大枣 3 枚、生龙骨、生牡蛎各 15 克组成。水煎服。主治阴阳失调之遗精、眩晕、自汗、盗汗等证。用于神经衰弱的少眠多梦，心悸遗精，阳事不举等症。方中桂枝，芍药通阳固阴，甘草、姜、枣调和中上焦之营卫，使阳能生阴，龙骨、牡蛎安肾宁心，收敛固涩。古人认为善于"摄魂归肝"，实则有较佳之镇静效果。个人体会，抓住主证之后，原方投入，不予加减，常可收到意外的效果，可谓"药淡效浓"。

【方　　源】《金匮要略》。

二十八、参赭培气汤

【方　　歌】

> 参赭培气夏苁蓉，知归柿霜天门冬。
> 补气安冲理痰涎，噎膈灵方显奇功。
> 贲门若有瘀血者，宜加三棱与桃仁。

【组　　成】本方由党参18克，生赭石24克（轧细），半夏9克，淡肉苁蓉12克，知母15克，当归身9克，柿霜饼15克（服药后含化徐徐咽之），天门冬12克组成。

【用　　法】水煎服。

【主　　治】噎膈。

【方义体会】噎膈一证，常因中气不旺，而致胃气不能息息下降，冲气夹痰上并壅塞贲门。故张氏以大补中气为主，而重用党参。降逆安冲为佐，以清痰理气为使，遂用生赭石、半夏、柿霜饼。其中知母、天门冬、当归、柿霜饼清热润燥，生津养血。淡肉苁蓉补肾、敛冲、使胃气易于下降，与当归、赭石并用又可润便通结，正是噎膈患者液亏便干之良剂。若服数剂无效，是贲门瘀血所致，宜加三棱、桃仁各6克。

兹举出编者治疗噎膈1例。胡某，男，65岁，大同一矿食堂厨师。1966年11月8日因经常胃脘胀痛，有时咽饭噎塞就诊。经食道造影检查，诊断为食管下段癌。经过治疗，病情好转，体重增加，再经食道造影复查，食管下段的充盈缺损已经显著变小，至1967年6月恢复工作。主方：参赭培气汤。加减：食物下咽后胃口顶胀疼痛时，加五灵脂、三棱、莪术、沉香、枳壳、黄芪（用五灵脂时，去党参）。加山豆根 9~15 克，紫草 15 克，蜈蚣 2 条，板蓝根 15 克，配合用香砂六君子汤及民间验方：核桃树枝小指粗 1 米长，鸡蛋 4 个，用砂锅共煮 4 小时，一日内将鸡蛋吃完，十日换水一次。

【方　　源】《医学衷中参西录》。

二十九、当归芍药散

【方　　歌】

当归芍药散，苓术泽芎餐。

男妇腹疠痛，湿热结聚安。

【组　　成】本方由当归、白芍各 15 克，茯苓 12 克，白术 12 克，泽泻 9 克，川芎 9 克组成。

【用　　法】水煎服。

【主　　治】男女老幼血虚脾湿之腹痛，或痰湿血虚所致之头眩、头痛、心悸。

【方义体会】《金匮要略》指出"妇人怀娠，腹中疠痛，当归芍药散主之"。所谓"疠痛"是绵绵不断的疼痛。原意指治疗妊娠时血不足而兼水气，肝乘脾气所致之腹中疼痛。故以白芍舒肝利滞，川芎、当归养血止痛，泽泻、茯苓渗湿益脾。使血得以养，脾湿得以利，肝脾调和而疼痛自止。

编者常以此方治疗男女老幼血虚脾湿之腹痛，或痰湿血虚所致之头眩、头痛、心悸，以及脐下作痛向上冲逆等症。妇人带下黄色，少腹疼痛时加鸡冠花 30 克，苦参、黄柏各 9 克，以和血、清热、燥湿。急性肾炎、水肿明显、血压增高者用之也常常有效，尤宜于有尿路刺激症状者。

【方　　源】《金匮要略》。

三十、乙字汤

【方　　歌】
　　　　乙字汤内柴归黄，升麻黄芩甘草尝。
　　　　或加丹皮与桃红，痔漏肛裂是妙方。

【组　　成】本方由柴胡 6 克，当归 9 克，大黄 6 克，升麻 1.5 克，黄芩 6 克，甘草 3 克组成。

【用　　法】水煎服。

【主　　治】痔核、瘘管、肛裂频繁出血。

【方义体会】日本汉医本间枣轩于本方加丹皮 3 克，桃仁 3 克。有清热解毒、升提活血之功，用于痔核、肛裂、肛周炎等症。凡痔总由湿热结聚，血瘀毒壅所致，本方大黄、黄芩燥湿泻热解毒，当归、丹皮、桃仁活血祛瘀，柴胡、升麻开提补气，甘草调和诸药而又解毒。

　　编者以本方治疗痔核、瘘管、肛裂频繁出血，或年老体弱不宜手术及肛裂经常出血的患者，加生地榆 15 克，黄芪 15 克，皆有良效。

【方　　源】日本大塚敬节方。

三十一、瘰疬外用方

【方　　歌】

> 田氏瘰疬外用方，归红芷椒牡硫磺。
>
> 乳草入之共为末，生酒调熨效果良。

【组　　成】本方由当归 6 克，红花 2.4 克，白芷 4.5 克，川椒 2.4 克，生牡蛎 4.5 克，硫磺 2.4 克，生草 0.6 克组成。

【用　　法】共为极细末，用生酒调成糊状，敷于瘰疬之上，再罩以麻纸（或卫生纸），用烧好的熨斗熨之（电熨斗能控制温度更好）。每日 3~5 次，每次 10 分钟即可。以能使患者忍受，不致发生烫伤之温度为宜。局部溃烂者即不能用。

【主　　治】瘰疬。

【方义体会】瘰疬相当于颈淋巴腺结核。方中当归、红花、牡蛎、白芷活血化瘀，软坚散结。用硫磺之酸温、川椒之辛热，辅以行药破血之生酒，最善透肤通经。三者气浓，香窜，得热熨之，有导诸药入肌肤，达病所之功。这是田隽先生的父亲田子达先生在 1951 年 9 月 15 日为现任大同市人大代表刘建唐副主任的夫人麻云同志治疗瘰疬所开的处方。当时链霉素奇缺，雷米封还没有问世。单用本方，治疗二十余次，十几天即痊愈，至今未复发。麻云同志又以本方治疗三十多人。1970 年 3 月，麻云同志命田子达先生将此方抄回，以备学习使用。处方原件已裱糊成硬纸片，由她珍藏。

【方　　源】田氏验方。

三十二、滋阴清肝汤

【方　　歌】

滋阴清肝治阳亢，石斛麦冬牛膝襄。

枯草菊花生地黄，芍芩当归决明良。

【组　　成】本方由石斛 15 克，生地黄 15 克，白芍 10 克，怀牛膝 10 克，当归 10 克，黄芩 10 克，菊花 10 克，夏枯草 10 克，石决明 10 克，麦冬 10 克组成。

【用　　法】水煎服。

【主　　治】肝肾阴虚，肝阳上亢的眩晕、头痛、中风、高血压。

【方义体会】张锡纯所制"镇肝熄风汤"以镇肝息风为主，但该方重镇有余，养阴不足。况金石重坠，有伤胃气，服后常感不适，故临床多年自拟"滋阴清肝汤"。用本方须注意：① 必须是肝肾阴虚，水不涵木，肝阳偏亢，肝风内动，血气并走于上之病。髓海不足，痰湿中阻，血虚不能上荣之眩晕头痛不在此例。② 治疗时须辨明兼症。以面舌言之：酒醉面容，须与外感、阴虚潮热鉴别；舌质干红，苔微黄或黄腻为本方适应之症。如见舌质红绛，舌体硬大，为水津不布，宜服泽泻汤或当归芍药散。③ 高血压必须是收缩压、舒张压均高又兼面红，脉弦有力。单纯收缩压高或舒张压偏高，脉压差小于 5.3 kPa 的，此方不宜。老年人高血压，舒张压常较难降，气虚者较多，有时用大量黄芪可有一定作用，用法是黄芪 30 克配陈皮 3 克（古方有之），但有火者忌用。④ 有的患者血压忽高忽低、波动不稳，半夏白术天麻汤有助调理。⑤ 脉大一定要弦实有力才宜此方。若浮取觉洪，沉取即无或无力是气虚。

张锡纯说，脉大，脸红，血压高，但见一症便是，不必悉具。但余体会临床上三症必须互参，切莫执一而致偾事。

【方　　源】《黄河医话》张殿隆方。

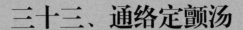

三十三、通络定颤汤

【方　　歌】

通络定颤用全虫，桃红僵蚕与蜈蚣。

枳壳丹参当归芎，白芍葛根生地同。

活血化瘀把络通，息风定颤有奇功。

【组　　成】本方由桃仁、川芎、僵蚕、枳壳、葛根、生地黄各10克，白芍、当归、丹参各15克，红花、全蝎各6克，蜈蚣2条组成。

【用　　法】每日1剂，加水浓煎2次，先以武火煮沸，再以文火煎熬20分钟，取药汁和合，约300毫升，分3次饭前温服。忌食烟酒、辛辣。

【主　　治】震颤麻痹类病症，如头部外伤后遗症、脑栓塞、顽固性头痛、脑卒中后遗症等。

【方义体会】本方是杨百茀先生数十年来治疗震颤类病症总结出的经验方，以桃红四物汤和止痉散为基础加减化裁而成。方中桃红、丹参活血化瘀，全蝎、蜈蚣、僵蚕平肝止痉，搜风通络；葛根解肌，舒经止痉，为治疗震颤之主药；辅以四物汤既养血柔肝，补益肝肾，又防温燥太过；枳壳兼以理气行滞。是方组方严谨，配伍精当，诸药合用，攻补兼施，共奏化瘀通络，养血活血，息风定颤，舒筋缓急之功。临证使用时要紧紧抓住瘀滞和风动之病机，若属气血亏虚，不胜攻伐者，则当酌情以滋养肝肾，柔肝息风为主，本方则不宜使用。

若因瘀血阻络，颤抖较甚者，加水蛭、地龙以活血通络，搜风止痉，痰涎壅盛；昏愦舌强者，加石决明、川贝母、法半夏、石菖蒲、陈胆南星以涤痰散结，息风开窍；痰瘀日久，化热生风者，加黄连、菊花、珍珠母、生龙骨、生牡蛎以清热疏风，重镇安神；头晕目眩，肝阳上亢者，加钩藤、川牛膝、夏枯草以清热平肝，清利头目；情志郁结，心悸失眠者，加郁金、薄荷、茯神、酸枣仁以行气解郁，养血安神。

【方　　源】郑晓英. 杨百弗医方治验选介. 四川中医，1993（1）：12.

三十四、增损旋覆代赭汤

【方　　歌】

　　　　　増损旋覆代赭汤，半夏陈皮茯苓香。
　　　　　沉香黄连清肝火，镇心涤痰主治狂。

【组　　成】本方由旋覆花（包煎）10 克，代赭石 15 克，半夏 10 克，陈皮 10 克，茯苓 10 克，香附 10 克，沉香末 3 克，川黄连 9 克组成。

【用　　法】水煎服。

【主　　治】狂证，症见烦躁不安、胸胁胀满等。

【方义体会】方中以旋覆花化痰通结；代赭石降气镇逆；半夏配川黄连，苦辛通降，清肝和胃；香附配沉香，疏肝理气，降气平逆；茯苓健脾宁心；陈皮理气除痰。

【方　　源】《黄河医话》武九思方。

三十五、神经衰弱失眠验方

【方　　歌】

　　　　神经衰弱失眠方，百合知母合地黄。

　　　　龙齿贝齿磁朱裹，紫河首乌鹿角霜。

　　　　天麻远志枣仁菖，麦冬甘松参西洋。

　　　　白薇白蒺炙甘草，共研细末服之康。

【组　　成】本方由百合 30 克，知母 30 克，生地黄 30 克，磁石 15 克，朱砂 15 克，神曲 60 克，何首乌 15 克，寸麦冬 10 克，龙齿 10 克，紫贝齿 10 克，生、熟酸枣仁各 10 克，石菖蒲 10 克，甘松 15 克，糠皮 60 克，西洋参 10 克，白蒺藜 10 克，鹿角霜 15 克，炙甘草 15 克，白薇 10 克，紫河车 10 克，天麻 10 克，炒远志 10 克组成。

【用　　法】共研细末，枣肉适量和为小丸。每日早、晚各服 6 g，白开水送服。

【主　　治】用脑过度，心力衰弱。

【方义体会】本方主治用脑过度，心力衰弱。症见精神恍惚，犹类怔忡，日夜躁扰，毫无睡意，或睡亦不熟，难解乏倦，杂念起伏，无能制止。长此以往，势将趋于精神失常状态，亟宜治疗，以资挽回。按此等症，患者痛苦虽深，而欲说明其症状如何如何，又不能具体指出，只能说失眠而已。此由于百脉皆病，欲说无由，与《金匮要略》所载百合病相似。

　　本方以百合、知母、生地黄为主，再加磁朱丸交其心肾，甘麦大枣汤治其脏躁（糠皮易得，以代浮小麦）。复用紫河车、鹿角霜补其内分泌。酸枣仁、远志、寸麦冬、何首乌、西洋参以补心神，安脑生津，并敛肝气。龙齿、贝齿镇惊安眠，配以白薇、菖蒲、天麻、白蒺藜、甘松，芳香祛风补虚。俾其脑神经平衡，如是则肝木得以滋养，不致妄动；肾水得以上升，躁去惊定；心脑安和，失眠之症自愈。

【方　　源】《中国百年百名中医临床家丛书：施今墨》。

三十六、血行不畅失眠验方

【方　　歌】

血行不畅失眠方，地芍芎归四物汤。

郁金远志合欢花，柴胡枣仁西红花。

丹参炙草交藤放，琥珀冲服失眠康。

【组　　成】本方由当归6克，川芎6克，合欢花6克，酸枣仁6克，郁金6克，远志6克，柴胡5克，白芍6克，生地黄6克，西红花3克，丹参10克，炙甘草3克，夜交藤18克，琥珀粉（分2次随药送服）3克组成。

【用　　法】水煎服，琥珀粉入药液送服。

【主　　治】血液不能畅通而致失眠，妇女经行愆期而患失眠。

【方义体会】凡由于血液不能畅通而致失眠者，其血必滞。肝藏血，血行不畅，肝必有郁。故以四物汤为君，柴胡、合欢花、郁金疏肝顺气，酸枣仁、远志、琥珀安神补脑为之臣。丹参活血生新以养其心，红花疏其瘀滞为之佐；炙甘草补中益气，并重用夜交藤以交其脑肾，为之使也。如是则血液循行畅通，心、脑、肾均得安泰，失眠之症自除。但血行迟缓，宜多服数剂以荡涤之。凡妇女经行愆期而患失眠者，每多此症，用之收效尤捷。

【方　　源】《中国百年百名中医临床家丛书：施今墨》。

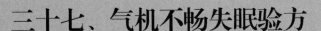

三十七、气机不畅失眠验方

【方　歌】
　　气机不畅失眠方，厚朴花里薤苏香。
　　桔梗枳壳分心木，半夏陈皮茯神入。
　　枯草杏仁黄连芩，开郁顺气是梦乡。

【组　成】本方由紫苏梗5克，桔梗5克，清半夏6克，夏枯草6克，厚朴花6克，枳壳5克，陈皮5克，茯神木10克，白杏仁6克，分心木6克，黄连3克，黄芩6克，香附米6克，薤白6克组成。

【用　法】水煎服3~5剂，即可见效。

【主　治】气机不畅之失眠。

【方义体会】凡由于气机不调，常发失眠症者，心中必多闷郁，郁则气不舒，气不舒则肝胆先受其影响，从而睡眠不安。必须以开郁顺气为主，用温胆汤之意而不泥其方。故以香附、厚朴花顺气开郁，分心木（即核桃内之隔墙薄片）有开疏胸闷之功，薤白醒脾通阳，苏梗通气治失眠，陈修园采用之，并引《侣仙堂类辨》语"紫苏叶能引阳气而入阴分"。但苏叶辛散，不如用苏梗通气为良。清半夏、夏枯草互相配伍，能调和肝胆，平衡阴阳；黄连、黄芩祛中焦之热，较之竹茹力宏；陈皮、枳壳化痰理气，白杏仁润燥，桔梗通肺气，为舟楫之使，重用茯神木以安心脑。务使气机调顺，上下相通，郁开神清而脑自安，失眠之症以除。气行迅速，汤剂尤宜，但服3~5剂即能生效。

【方　源】《中国百年百名中医临床家丛书：施今墨》。

三十八、柴胡枣仁汤

【方　　歌】

　　柴胡枣仁汤芩芍，百合知母五味草。

　　川芎茯苓党参枣，神经衰弱此方好。

【组　　成】本方由柴胡 10 克，黄芩 10 克，白芍 10 克，百合 20 克，酸枣仁 20 克，五味子 10 克，知母 10 克，川芎 10 克，茯苓 15 克，党参 10 克，大枣 5 枚，甘草 5 克组成。

【用　　法】每日 1 剂，水煎两次混匀，分中午和晚上临睡前 2 次口服。1 周为 1 个疗程，一般观察 4~6 个疗程。

【主　　治】神经衰弱。

【方义体会】本方调肝安神为基本大法。以仲景柴胡桂枝龙骨牡蛎汤、酸枣仁汤、黄连阿胶汤、百合固金汤等化裁，组成柴胡枣仁汤。方中白芍、知母、百合为甘寒之品，滋阴以清热，使肝木得养，肝体得润，热清神安，阴阳平衡；以酸枣仁、五味子酸以收之，敛其太过，以酸补肝；肝急欲缓，以甘草、党参、大枣之甘，以缓其急；肝胆有热，以柴胡疏肝清热，条达肝气。综观全方，具有养血柔肝、清热安神之功。

　　凡诊断为神经衰弱者，以柴胡枣仁汤为主，再辨证加药，如心情急躁者，加黄连、栀子；失眠较甚者，加生龙骨、生牡蛎、合欢皮、菖蒲、远志、琥珀粉；神疲乏力者，加白术、仙鹤草、五加皮；大便干结者，加大黄；纳呆乏味者，加乌梅、焦三仙；两胁胀满者，加香附、枳壳；月经不调者，加当归、益母草等。

神经衰弱是由于长期或严重的精神刺激、用脑过度、心情不畅、病后体虚等引起大脑兴奋和抑制功能失调的一种常见多发病。本方以调肝为先，是治疗神经衰弱病的专病专方。如能在此基础上结合辨证用药，更切临床，方能提高疗效。

【方　　源】《谢海洲临床经验辑要》。

三十九、三合汤

【方　　歌】
　　　　三合汤由三方成，良附百合加丹参。
　　　　乌药砂仁檀香入，胃脘疼痛皆可胜。

【组　　成】本方由高良姜6~10克，制香附6~10克，百合30克，乌药9~12克，丹参30克，檀香（后下）6克，砂仁（后下）3克组成。

【用　　法】水煎服。

【主　　治】各种慢性胃炎、胃及十二指肠壶腹部溃疡、胃黏膜脱垂、胃神经官能症、胃癌等所致的胃痛。

【方义体会】本方是由《良方集腋》的良附丸、《医宗金鉴》的丹参饮及清代陈修园《医学三字经》的百合汤三个药方组合而成，故名"三合汤"。其中良附丸由高良姜、制香附组成，主治肝郁气滞、胃部寒凝所致的胃脘疼痛。良姜辛热，温胃散寒，《本草求真》说："同香附则除寒祛郁"；香附味辛微苦甘、性平，理气行滞，利三焦、解六郁，李杲曾说"治一切气""消食下气"。二药合用，善治寒凝气滞胃痛。寒凝重者，重用高良姜，因气滞而痛者，重用制香附。百合汤由百合、乌药组成，主治诸气膹郁所致的胃脘痛。百合性味甘平，主入肺胃，降泄肺胃郁气，肺气降，胃气和，则诸气俱调；配以乌药快气宣通，疏散滞气，温顺胃经逆气。二药合用，既能清泄肺胃郁气，又能防止百合平凉之性，有碍中运。再参《神农本草经》说百合能"补中益气"，王好古说乌药能"理元气"，故本方更适用于日久不愈、正气渐衰之证。丹参饮为丹参、檀香、砂仁三药组成，是治疗心胸胃脘疼痛的有效良方。

其中丹参味苦、性微凉、活血祛瘀，通经止痛。《吴普本草》："治心腹痛"；檀香辛温理气，利胸膈，调脾胃，《日华子本草》："治心痛"；砂仁辛温，行气调中，和胃醒脾。三药相合，以丹参入血分，又配以檀香、砂仁，既能活瘀滞，又能理胃气，再者丹参功同四物，砂仁兼益肾"理元气""引诸药归宿丹田"，故对久久难愈、气滞血瘀、正气渐虚的胃脘痛，不但能够活瘀定痛，并能养血、益肾、醒脾、调胃。以上这三个药方相合，组成一个方剂则既主气又主血，既主寒又主滞，治疗心腹诸痛，既能治病，又能益人，功效比较全面。

寒凝为主，遇寒痛重，得暖则舒，舌苔白，脉缓或沉弦，证属胃寒盛者，可减丹参为 20 克，加砂仁为 6 克，高良姜用 10 克，再加吴茱萸 5 克、干姜 3 克；兼有胸脘发闷，泛恶吐水，喜干食，不欲饮水，舌苔白腻，便溏脉濡，证属中湿不化者，可加陈皮 10 克，半夏 9~12 克，茯苓 10~15 克，木香 6~9 克，煅瓦楞 10 克；兼有右胁或两胁胀痛或隐痛，情绪不佳则胃痛加重，喜长吁、嗳气，大便时干时软，脉象沉弦或弦细，证属肝郁犯胃者，可轻用高良姜，重用香附，再加柴胡 9 克，厚朴 10 克，炒川楝子 10 克，绿萼梅 5 克，白芍 10 克，把檀香改为 9 克；兼有口苦，舌苔微黄，虽思冷饮食，但食冷物痛又加重，胃中似有灼热感，脉略有数象，证属标热本寒者，减高良姜为 5 克，加炒黄连 6 克，炒黄芩 9 克，千年健 12 克，去砂仁；兼舌红无苔，口干不欲饮水，饭后迟消，大便少而涩，或干燥，证属中焦气化不利，津不止输者，可加知母 9 克，焦三仙各 9 克，香稻芽 10 克，葛根 9 克；大便色黑，隐血阳性者，加白及 9 克，生藕节 15~20 克，茜草炭 12 克，减良姜为 5 克；舌质红无苔，口干，喜稀饮食，夜间口渴，胃中有灼热感，食欲缺乏，大便干涩不爽，脉象沉细数，或弦细略数，证属胃阴不足者，可减高良姜为 3 克，去砂仁，加沙参 9 克，麦冬 6 克，知母 9 克，白梅花 3 克。

四合汤即在上述三合汤中，再加《和剂局方》失笑散（蒲黄 6~10 克，五灵脂 9~12 克），四个药方合用，故名四合汤。本方是在三合汤的基础上，又加蒲黄活血散瘀，《本草纲目》中说蒲黄"凉血、活血、止心腹诸痛"。五灵脂行血止痛，《本草纲目》中说其"治男女一切心腹、胁肋、少腹诸痛，疝痛，血痢，肠风腹痛"。二药合用，再配合丹参，活瘀止痛的功效增强，以中焦有瘀血阻络而发生的心腹疼痛有良好疗效，四方合用，既有气药，又有血药，既能祛邪，又兼益人，所以对久治不愈的胃脘痛，能发挥特有的效果。兼有呕血便血者须改用蒲黄炭、五灵脂炭，再加白及 10 克，生藕节 20 克，或藕节炭

30克，三七粉（冲服）2克，灶心土（煎汤代水）60~100克，香附也要炒黑，可去砂仁。如无呕血、便血，但大便黑色，隐血阳性者，也可用蒲黄炭、灵脂炭，或再加白及、乌贼骨等。其余加减，同三合汤。

【方　　源】《焦树德学术思想临床经验综论》。

四十、清中消痞汤

【方　歌】

清中消痞汤益胃，麦冬半夏太子配。

柴芍炒栀丹皮入，青皮丹参甘草辅。

【组　成】本方由太子参 15 克，麦冬 15 克，制半夏 7.5 克，柴胡 6 克，生白芍 10 克，炒栀子 7.5 克，牡丹皮 7.5 克，青皮 10 克，丹参 15 克，甘草 6克组成。

【用　法】先将药物用冷水浸泡 20 分钟，浸透后煎煮。首煎沸后文火煎 30 分钟，2 煎沸后文火 20 分钟。煎好后两煎混匀，总量以 200 毫升为宜，每日服 1 剂，早晚分服，饭前或饭后 2 小时温服。视病情连服 3 剂或 6 剂停药1 日。俟病情稳定或治愈后停药，服药过程中，停服其他中西药物。慢性萎缩性胃炎一般需坚持治疗 3 个月为一疗程。

【主　治】浅表性胃炎、反流性胃炎、萎缩性胃炎。

【方义体会】方中太子参、甘草补中益气，以助脾胃之气阴；麦冬甘寒清热，养阴益胃；制半夏和中降逆以消痞；青皮理气疏肝，导滞以散痞；柴胡疏肝解郁以畅胃；生白芍和中缓急以抑肝和胃；炒栀子清泻三焦郁火；牡丹皮凉血清泄阴火；丹参凉血祛瘀，调养胃络；甘草又能调和诸药。诸药合用以太子参、麦冬之补，柴胡之升，青皮、制半夏之降，栀子、牡丹皮之清，生白芍、甘草之和，丹参之消，合诸补、消、清、和、升、降于一炉，共奏养阴益胃、清中消痞之效。

泛恶欲吐者，加竹茹、茯苓；口干舌燥者，加黄连、生地黄，太子参易沙参；

噫气、矢气不畅者，加佛手；气逆、咽梗不适者，加旋覆花、生代赭石；食少难消者，加鸡内金、炒谷麦芽、乌梅；大便清薄者，加山药、白扁豆，减栀子、牡丹皮量；头眩目涩者，加枸杞子、菊花，去柴胡。

【方　　源】《名医名方录》李寿山方。

四十一、萎胃宁方

【方　　歌】

萎胃宁方治胃炎，半夏干姜黄芩连。

党参甘草枳芍煎，代赭莱菔功效验。

【组　　成】本方由半夏 10 克，黄芩 10 克，黄连 6 克，党参 12 克，炙甘草 10 克，干姜 10 克，代赭石 20 克，莱菔子 15 克，枳实 10 克，芍药 15 克组成。

【用　　法】水煎服。

【主　　治】治疗慢性胃炎。

【方义体会】于教授师仲景之本意，以半夏泻心汤为主，旋覆代赭汤为辅，又随证增损之。去壅中呆胃作痞的大枣，与易刺喉作痒、恶心呕吐的旋覆花；加降气和胃，消痞散结的莱菔子、枳实及酸甘化阴，缓急止痛的芍药，合而治疗慢性胃炎，收效非常满意。其机制主要在于方中半夏能和胃止呕，散结消痞，以除恶心、痞满之证；干姜与半夏合，辛开祛寒以和阴；黄芩与黄连合，苦降清热以和阳；党参、炙甘草扶正以助祛邪，可使中气得复；代赭石、莱菔子"苦辛通降"。综观全方，寒热并用，苦辛并进，补泻兼施，标本兼治，服后可使寒热平调，阴阳和谐，升降复常，中气振作。

胃脘疼痛较甚者，加木香 10 克、白芷 12 克，行气消滞，和血散瘀，解痉止痛；肠鸣泄泻，大便溏薄者，以炮姜 10 克易干姜，加焦山楂 15 克，温中散寒，健胃止泻；纳呆，食少者，加陈皮 10 克、砂仁 6 克，或焦山楂 15 克、炒麦芽 15 克，以醒脾开胃，消食导滞；夜卧不安，失眠者，加酸枣仁 30 克、川芎 12 克，以养心安神；寒偏盛者，加细辛 10 克，川椒目 10 克，温中散寒；热偏胜者，去干姜，加槟榔 10 克，蒲公英 20 克，清解胃热；阴虚者，去干姜，加沙参 10 克，麦冬 12 克，石斛 10 克，养阴生津；瘀重者，去干姜，加丹参 20 克，生山楂 15 克，活血祛瘀；慢性萎缩性胃炎伴有肠化生或不典型增生者，加三棱 10 克，莪术 10 克，消瘀散结，抑制肠化，加黄药子 30 克，或石见穿 30 克，山慈菇 12 克，以抗癌防癌。

于教授认为，慢性胃炎属于中医学中"痞满""胃痞"等范畴，结合临床，认为"痞"为本病的主证，乃脾失健运、升降失职所致。痞则气机升降失常，胃腑不通，胃纳失司，故见胃脘饱胀，痞满作痛，或食欲缺乏。胃纳失职，胃气不降，水谷不化，致使陈滞宿积不化之气上逆，发为嗳气。胃与脾互为表里，同居中州，"脾为胃行其津液"，今胃既失和，脾运亦滞，水谷不能化为精微，气血无从生成，后天化源既乏，周身势难得以充养而渐衰，故慢性胃炎尤其是慢性萎缩性胃炎患者于疾病后期常见面黄肌瘦，神疲乏力，食少便溏等全身虚弱的表现。因此，治疗原则重在温脾清胃，平调寒热，消痞除胀，燮理升降。强调本病矛盾的主要方面在于胃气失于和降，治疗时重点采取和胃降气之法，该病宜缓图，取效贵在一个"守"字。

【方　　源】陈光顺，李金田，邓沂，等．于己百教授验方证治．中医研究，2007，20（7）：50.

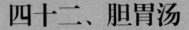

四十二、胆胃汤

【方　　歌】

胆胃汤中用柴胡，木香芍壳归延胡。

炙甘党参加白茯，代赭芩夏共煎服。

云南白药调成糊，胆汁反流胃炎除。

【组　　成】本方由柴胡 10 克，白芍 15 克，黄芩 6 克，当归 10 克，枳壳 10 克，木香 10 克，党参 20 克，炒白术 20 克，白茯苓 15 克，延胡索 10 克，姜半夏 10 克，代赭石（先煎）20 克，云南白药（分服）1 克，炙甘草 6 克组成。

【用　　法】先将上药用冷水浸泡 30 分钟，再以砂锅煎煮。每剂药 2 次，每次煎沸后再用文火煎 30 分钟，每次取汁 200 毫升，2 次药汁混合后分早中晚 3 次饭前 1 小时服用。其中云南白药用温开水调成糊状，分 2 次药前服用。

【主　　治】胆汁反流性胃炎，肝郁脾虚型。

【方义体会】本方中柴胡、白芍、当归、木香、枳壳、延胡索疏肝理气止痛；党参、白术、白茯苓、甘草益气健脾；代赭石、姜半夏降气和胃；黄芩清肝泻胆；云南白药调成糊状服用，既能活血化瘀止痛，又起保护胃黏膜作用。全方既能疏肝理气，又能健脾和胃，扶正固本，标本同治。用本方治疗后经胃镜检查发现，其对消除胆汁反流、改善胃黏膜炎性病变确有较好疗效。

胃脘冷痛，舌苔白腻者，加高良姜、制香附；口苦，舌苔黄腻，幽门螺杆菌阳性者，加黄连、吴茱萸；胃脘痛，大便秘结不畅，舌苔黄腻者，去姜半夏加蒲公英、制大黄；右胁胀痛，舌苔薄黄腻，有胆囊炎和胆石症病史者，加乌梅、郁金、金钱草。

胆汁反流性胃炎多是胃和胆囊切除术后或幽门功能不全以致胆汁反流引起的。临床以胃脘痞满不适，或隐痛，或嘈杂，嗳气，口苦为主症。部分患者上腹部有烧灼样痛不能缓解为本病特点。纤维胃镜检查可见胆汁反流，胃黏膜充血、水肿、易出血，有时见糜烂。本病属中医"胃脘痛""呕胆"的范畴。《灵枢·四十气篇》曰"善呕，呕有苦……邪在胆，逆在胃，胆液泄则口苦，胃气逆则呕苦，故曰呕胆"，似与本病口苦、恶心、呕吐苦水主症相符。胆附于肝，肝胆互为表里，《脉经》云："胆汁系肝之余气泄于胆，聚而成精"，其借肝之疏泄功能，胃气下降之力，下输于肠，以助消化，因而胆汁的正常排泄，必借肝之疏泄功能及脾胃之气的升降。一旦肝气郁结，疏泄失常，或脾胃气虚，胃失和降，势必致胆汁疏泄失常而上逆于胃出现胆汁反流性胃炎。

　　【方　　源】《名医名方录》钟坚方。

四十三、慢胃平方

【方　　歌】

慢胃平方徐长卿，苏梗香附柴芍芩。

蛇草谷芽炙甘草，浅表胃炎用之灵。

【组　　成】本方由柴胡6克，黄芩9克，杭白芍9克，炙甘草3克，紫苏梗6克，香附9克，白花蛇舌草30克，徐长卿15克，香谷芽12克组成。

【用　　法】水煎服。

【主　　治】慢性浅表性胃炎。

【方义体会】张师谓慢性浅表性胃炎的主要辨证为肝胃失调，气滞热郁。治疗大法为调肝清热。为此，拟定"慢胃平"基本方，且随症加减。此方由《伤寒论》的小柴胡汤、芍药甘草汤及《和剂局方》的香苏散加减综合而成。方用柴胡轻剂疏肝理气，升提清阳。《珍珠囊药性赋》云"柴胡，气味俱轻，阳也，升也"。《药鉴》指出："柴胡气味俱薄，升也……散郁气而内畅……提元气而左旋"，可使肝木条达，脾阳之气宣升，中焦自和，胀满自除。然见头胀、眩晕者慎用，虑其肝阳上扰之弊，或佐以白芍抑肝而散火。配黄芩苦寒沉降，清泄里热。《本草纲目》曰："黄芩苦平……疗痰热、胃中热……下气，主天行热痰。"芍药、甘草和中泻木，缓急止痛，痛甚者倍用芍药。苏梗辛香，和胃降逆，行气宽中，开胃下食，治胀满最良，配香附散肝经之郁滞。《本草纲目》谓："香附，利三焦，解六郁，消饮食积聚，痰饮痞满。"再据"热郁于中"的特点，佐以白花蛇舌草甘淡凉，清热解毒而消痈肿，使以徐长卿止痛，香谷芽消导悦胃，久服诸药而无呆胃之弊。

胀满甚者，加用莱菔子、木蝴蝶等；痛甚者，加用炙延胡索、九香虫等；中脘灼热者，加用连翘、忍冬藤等；湿热甚者，加用陈佩梗、生薏苡仁等；嗳气频者，加用旋覆花、代赭石等；嘈杂者，加用知母、玉竹等；反酸者，加用浙贝母、煅瓦楞子等；便秘者，加用全瓜蒌、望江南子等；便溏者，加用炒山楂、六神曲、保和片等。诸药合用，可使中焦升降平调，郁热自除。

【方　　源】张亚声. 张镜人临证用药经验. 上海中医药杂志，1996（4）：4.

四十四、益胃平萎汤

【方　　歌】

　　　　益胃平萎汤术参，陈夏芪莪香砂仁

　　　　甘草芍药鸡内金，公英佐助胃炎平

【组　　成】本方由党参 20 克，炒白术 9 克，黄芪 20 克，陈皮 9 克，姜半夏 9 克，香附 9 克，砂仁 9 克，鸡内金 9 克，炒白芍 20 克，莪术 20 克，蒲公英 15 克，甘草 6 克组成。

【用　　法】水煎服。

【主　　治】萎缩性胃炎。

【方义体会】本病以气虚、气滞、胃络瘀滞为多见。故方中以党参、炒白术、黄芪补中益气，健脾生血，托里生肌；以炒白芍、莪术等养血祛瘀，以促进胃黏膜血液循环，增加局部营养，起到生肌平萎之功；脾虚不运，胃失和降，故以陈皮、半夏、香附、砂仁、鸡内金等以和胃利气，消胀助运；胃镜所见，胃黏膜常有充血、糜烂现象，故佐苦寒清降之蒲公英以助疗效。

　　伴有肠上皮化生者，加水蛭 9 克；伴有胃黏膜粗糙不平，隆起结节者，加炮穿山甲 9 克，王不留行 15 克，海藻 15 克；伴有胃溃疡或十二指肠壶腹部溃疡者，加白及 9 克，三七粉（分 2 次服）5 克，胃酸减少或无酸者，加木瓜 9 克，乌梅 9 克，山楂 15 克。

【方　　源】《周信有临床经验辑要》。

四十五、溃结肠炎方

【方　　歌】

溃结肠炎有两方，先言口服后灌肠。

葛根肉蔻补骨脂，白翁芪术参木香。

灌肠液里用黄柏，败酱石榴榆炮姜。

【组　　成】口服基本方由党参 18~24 克，白术 10~15 克，肉豆蔻 10 克，葛根 10 克，黄芪 15 克，补骨脂 15 克，木香 6 克，白头翁 24~30 克等组成。灌肠液由炮姜 10 克，地榆 10 克，败酱草 15~30 克，黄柏 10 克，石榴皮 10 克等组成。

【用　　法】每 15 日为 1 个疗程。口服方每日 1 剂，水煎 200 毫升，早、晚各服 100 毫升，灌肠液煎成 80 毫升，每晚保留灌肠 1 次。用药期间忌食生冷油腻食物。

【主　　治】慢性非特异性溃疡性结肠炎。

【方义体会】王国三老师谓："本病总的规律是始为热中，末传寒中，最后导致脾肾虚寒。"口服方中用党参、白术入脾培中气，强脾运，以燥中宫之湿，从根本上绝泄泻之源，辅以肉豆蔻、补骨脂温补脾肾以祛脏寒，脾暖、肾温而使气蒸湿化。师谓："成泄无不由脾虚不能运化水湿或肾虚不能蒸化水湿两者，暖中宫而固肠，补相火而强土，火旺土强，则能制水而不妄行。"《黄帝内经》云："清气在下，则生飧泄"，一味葛根升中止痢。阴湿之邪阻碍气机，用纯阳气味之木香，温燥除湿而行气坚肠胃。热在湿中如油入面，难解难分，病程之中兼夹不净，时起为患，用白头翁直入肠间驱逐残羁之湿热以净病邪。方中用黄芪更有妙意，一是补中气，再者取其托疮而愈肠中之病灶。总之，全方以温补为中心，兼用辛燥清解之品，恰与慢性结肠炎之脾肾虚寒为其本、湿热不净为其标的病机丝丝入扣。

配以灌肠方的目的主要是从标入手，直捣病所，温清并用，愈合创面。方中温性之炮姜、石榴皮，旨在从虚入手，炮姜善守中肠，温土摄血，石榴皮酸温，涩中肠而止痢；湿浊趋下，痢责下焦，故选性沉降之黄柏、地榆，苦寒可清解盘结于肠间之湿热，地榆又能止血。石榴皮温而涩，固肠止痢，黄柏苦寒而清湿热止痢，一寒一温，一涩一清，相反相成；炮姜辛温，温土摄血，地榆微寒，凉涩止血，一温一寒，一摄一涩，相得益彰。再用败酱草助黄柏清肠中瘀滞。不论是口服方还是灌肠方，温补脾肾贯穿始终，寒温并用，清解温涩，相反相成，切其病机，是以临证中取得了较好疗效。

大便稀溏，黏液多者，加苍术、薏苡仁、汉防己；出血多者，加地榆炭、白及粉（冲服）；里急后重、肛门灼热者，加秦皮，黄连、黄芩、厚朴；面白肢冷，阳虚甚者，加炮附子、吴茱萸。

【方　　源】赵育才，任凤兰. 王国三治疗慢性非特异性溃疡性结肠炎经验：附 100 例临床分析. 上海中医药杂志，1993（6）：6.

四十六、乌梅败酱方

【方　　歌】

乌梅败酱方连香，枳甘炒术芍归乡。

葛根茯苓太子尝，慢性肠炎一扫光。

【组　　成】本方由乌梅12~15克，败酱草12克，黄连4.5~6克，木香（后下）9克，当归10克，炒白芍12~15克，炒枳实10克，太子参12克，炒白术10克，茯苓15克，葛根12克，炙甘草6克组成。

【用　　法】水煎服，每日1剂，分2次服。乌梅用50%醋浸一宿，去枝打烂，和余药按原方比例配匀，烘干研末装入胶囊。每次服1.5克，每日2次或3次，空腹温开水送下。

【主　　治】慢性非特异性结肠炎。

【方义体会】大便脓血、口苦急躁、舌质红苔黄腻、脉弦滑、热盛邪实者，减太子参、白术等健脾益气药，加白头翁、秦皮、大黄炭、炒椰片等清肠导滞之品；胃脘痞闷、舌苔白腻、湿阻气滞者，酌加藿香梗、荷梗、佩兰、半夏、厚朴、薏苡仁等化湿理气之品；腹泻便溏、面黄乏力者，重用"四君"健脾益气；脘腹冷痛、畏寒肢冷者，酌加淡附子、干姜、细辛等温阳散寒药；大便滑脱者，重用乌梅，加煨诃子收涩固脱；并发肠息肉者，加莪术、僵蚕消瘀散结。

【方　　源】《名医名方录》路志正方。

四十七、扶脾益肾润肠方

【方　　歌】

扶脾益肾润肠方，专治便秘功效良。
桃李枳杷紫菀桑，芪术蓉归首地黄。

【组　　成】本方由肉苁蓉 30 克，桑葚 15 克，制何首乌 30 克，黄芪 20 克，白术 20 克，当归 20 克，生地黄 20 克，桃仁 12 克，郁李仁 12 克，枳壳 12 克，紫菀 12 克，枇杷叶 15 克组成。

【用　　法】水煎服。

【主　　治】习惯性便秘。

【方义体会】头晕耳鸣、腰膝酸软者，加枸杞子、山茱萸、牛膝补益肝肾；面色㿠白、气短纳差者，加太子参、山药、鸡内金健脾助运；心烦口干、失眠多梦者，加玄参、炒酸枣仁、夜交藤、火麻仁养阴润燥，除烦安神；恶寒肢冷、喜静恶动者，加熟附子、肉桂温中扶阳通便；左下腹痛甚、得矢气则舒者，加延胡索、炒川楝子、沉香理气止痛；两胁胀满、嗳气易怒者，加佛手、郁金、川贝母疏肝解郁；胃火炽盛、口苦舌苔黄者，加熟大黄、枳实、炒莱菔子通腑导滞；痰湿较盛、咳嗽脘痞者，去肉苁蓉、生地黄，加半夏、茯苓、陈皮化痰祛湿；冠心病者，加丹参、川芎、瓜蒌、薤白活血化瘀，宽胸降浊；血压高者，加代赭石、石决明、夏枯草平肝潜阳；血脂高者，加山楂、决明子、丹参通脉降脂。

习惯性便秘多属中医"虚秘"的范畴，常见于中老年人，且经久难治，殊为棘手。张鹳老先生认为其病理关键在于脾肾不足，湿浊壅滞，升降机枢失于旋转所致。因为人到中老年后，脏腑功能渐衰，尤以脾肾两虚表现较为突出。脾主运化，运化失职则水谷之糟粕积滞难下；肾主五液，肾虚津亏则肠道干涩难行。如此阳气不得鼓舞，阴液不得润布，湿浊壅滞，传导无力，升降机转失灵，故大便秘结不通。

习惯性便秘其本为脾肾两虚，其标为湿浊壅结。治疗当以扶脾滋肾、旋转机枢为基本治法，并应权衡标本轻重而斟酌用药。标实较重，湿浊壅结之象明显，而脾肾亏虚不著时，当重在疏导肠腑，酌用扶脾滋肾；久病虚象渐显，方可直用扶脾滋肾，稍佐疏化气机。总以扶正祛邪为原则。

张老认为，疏理气机要以宣畅肺胃为要点，肺胃升降调达，则肠道自然滑利，此开上窍以通下窍之法，决非简单之润下泄通可比。润下泄通虽可图一时之快，但只会越通越秘，不利于从根本上解决问题。实践证明，习惯性便秘无论何种证型，治疗时适当加用宣畅肺胃、旋转气机之品，确能起到增强肠蠕动，调整胃肠功能紊乱之作用，往往可收事半功倍之效。

【方　　源】《张鹳一医案医话集》。

四十八、舒肝化癥汤

【方　　歌】

舒肝化癥汤茵陈，柴胡莪术加丹参。

茯苓芪术归党参，女贞五味配蓝根。

【组　　成】本方由柴胡 9 克，茵陈 20 克，板蓝根 15 克，当归 9 克，丹参 20 克，莪术 9 克，党参 9 克，炒白术 9 克，黄芪 20 克，女贞子 20 克，五味子 15 克，茯苓 9 克组成。

【用　　法】水煎服。亦可共碾为末，炼蜜为丸，每丸重 9 克，日服 3 丸。

【主　　治】乙型病毒性肝炎。

【方义体会】方中以柴胡调达肝气；茵陈、板蓝根、茯苓等清解利湿，抑制病毒；当归、丹参、莪术等养血调肝、和血祛瘀，以扩张肝脏血管，增强肝内血液循环和增加肝脏血流量，从而起到改善肝脏营养及氧气供应，防止肝脏细胞损害、变性和纤维组织增生，以防止肝病的发展，并促使肝病恢复。党参、白术、黄芪、女贞子、五味子等，为扶正补虚之品。党参、白术、黄芪健脾益气，而有利于血浆蛋白的提高，改善肝功能；女贞子、五味子补益肝肾，促使肝细胞功能的恢复，其中五味子酸收入肝，可使转氨酶不致释放出来，从而起到降酶作用。上方配伍，具有全面兼顾，综合运用和整体调节的作用。

在随症加减方面，有湿热证候或瘀阻现象的，方中茵陈可重用 40~60 克，以利于清利湿热退黄，再加赤芍、栀子，是出于祛瘀利胆退黄的目的。虚羸不足严重者，如偏阳虚，酌加淫羊藿、仙茅、肉桂等，以温补肾阳；偏阴虚，酌加生地黄、枸杞子等，以滋补肾阴。根据编者长期的临床经验，治疗乙型病毒性肝炎，如果单纯从病原学观点，选用对乙肝病毒有抑制作用的苦寒药组方治疗，往往效果不够理想。根据辨证，重用扶正培本，补益肝、脾、肾之品，无论症候表现、肝功能化验还是免疫指标，一般都得到相应改善。这说明扶正补虚药，可调控机体免疫机制，改善肝细胞功能，促进蛋白合成，在治疗上是降浊和提高血清蛋白的关键。对于肝硬化代偿失调，血脉瘀滞、阳虚不化所出现的腹水，根据"去菀陈莝"、温阳利水的治疗原则，在重用补益脾肾和活血祛瘀之品的基础上，尚须酌加理气利水之品，如大腹皮、茯苓皮、泽泻、白茅根等，如此标本兼治，有利于腹水消除，恢复肝脏代偿功能。

根据乙型病毒性肝炎是湿热、虚、瘀等综合因素而形成，湿热、虚、瘀的病理变化贯彻于疾病的全过程，构成乙型病毒性肝炎正虚邪实、虚实夹杂的病理变化特点，在确定治疗原则和遣方用药时必须清解、补虚、祛瘀三种方法综合运用，整体调节。在此基础上，再按证型的不同，各有侧重、灵活掌握。在治疗上，任何仅用一方一法，都必然会带来某种局限性，影响治疗效果。根据三法合用的治疗原则，确定了基本处方，通治各种病毒性肝炎。再按证型的不同，辨证论治。

【方　　源】《周信有临床经验辑要》。

四十九、固气摄血汤

【方　　歌】

固气摄血参术芪，菟断柴胡榆椿皮。

崩漏下血须补肾，血脱更当先固气。

【组　　成】本方由党参 30~60 克，白术 24~30 克，黄芪 30~60 克，菟丝子 30 克，续断 15 克，柴胡 6 克，生地榆 15 克，生椿皮 15 克组成。

【用　　法】加冷水 3 000 毫升（约 6 大碗），用大砂锅煎熬（没有大砂锅，不锈钢锅亦可）取汁 500 毫升。第 2、3 次各加水 2 000 毫升左右。分 2~3 次，一日内服完。要用大火，按次序接连快煎。至煎成约需 1.5~2 个小时。

【主　　治】妇女崩漏下血。

【方义体会】本方对妇女崩漏下血及习惯性流产或"难免流产"皆有效验。方中党参、黄芪补气，少佐柴胡又增升提之力。正所谓："血脱宜固气，下血必升举"。然而，既需要固气摄血于当时，更应该益肾、调补冲任以治本，这样才有利于以后月经周期的恢复。故以菟丝子、续断温补肾阳，调摄冲任。生地榆、生椿皮清热，收敛止血。据编者 36 例临床小结，28 例（占 78%）均有迅速良好的止血效果。其余随访 20~60 日的 8 例患者，因时间短，效果难以评价。

1958 年以前，临床上治疗本病喜欢用胶艾四物汤、归脾汤等加许多焦炭类药物，如焦艾、焦棕皮、生地炭等作为涩血之品，理由是水克火，黑色属水，红色属火，以黑药止红血。然而效果不佳，而生地榆、生椿皮确比炒焦的疗效好得多。因为在焦制过程中，药效损失必不会少。炭类药物服后，很难被肠道吸收，所以西药的炭末，作肠道吸附解毒剂。光凭问诊了解血量、血色、有无血凝块，多数患者回答不确切，难以作为辨证的依据。凡腹痛一阵，流血一股多是瘀血。血量一多，就常有凝血块，未必就是瘀滞，用升法同样有效，偶或不放心，就加一味赤芍。

【方　　源】田隽自拟方。

五十、折冲饮

【方　　歌】

折冲饮中归芍芎，丹桂延胡膝桃红。

行瘀和润调经血，或加大黄有妙用。

【组　　成】本方由当归9克，白芍9克，川芎6克，丹皮12克，桂枝6克，延胡索6克，牛膝6克，桃仁9克，红花6克组成。

【用　　法】水煎服。分2~3次，一日内服完。

【主　　治】慢性盆腔炎。

【方义体会】诸药相配有行血和润之功。用治产后恶露不尽，瘀血所致之经期延长以及老妇行经，带下腹痛、痛经，体质肥壮之妇人不孕症。方中当归、白芍、川芎和血调经，桂枝温通经脉，丹皮活血散瘀，延胡索行瘀止痛，牛膝达下通经，桃仁、红花活血祛瘀（木林长久）。因"冲为血海"，其气调达则经行和顺，不愆其期。若有寒结、血瘀，势必招致冲脉乖违而现上述诸证。本方行瘀而不峻，温通而不烈，标本兼顾，缓急得宜，是临床常用处方。

编者用本方治慢性盆腔炎，湿热瘀血所致之带下症，妇女体壮者之痛经，经前情绪急躁，头痛，行经前后无定期。妇人年过四十后，经期不应，失眠、易怒、头痛、健忘、无故悲伤，腰膝酸楚，四肢乏力，五心烦热等症，均有确切效果。后者宜加百合、栀子、生牡蛎。

【方　　源】贺川子玄方。

五十一、活络效灵丹

【方　　歌】

　　　　活络效灵生乳没，当归丹参锡纯法。

　　　　气血凝聚症瘕痛，随证加味效堪夸。

　　　　阴疽肉桂二胶入，阳疮知母翘银花。

　　　　内痛三七肺痈蒡，疮溃芪知甘草加。

【组　　成】本方由生明乳香、生明没药、当归、丹参各 15 克组成。

【用　　法】加酒水煎，每日 2 次分服。

【主　　治】胸腹壁血栓性静脉炎。

【方义体会】本方是张锡纯氏在《医学衷中参西录》所创立的有效名方。当归、丹参养血活血，生明乳香、生明没药祛瘀止痛，合用之有祛瘀定痛之功。用于气血凝滞，痃癖*癥瘕，心腹疼痛，臂疼腿痛，内外疮疡，一切脏腑积聚，经络湮瘀证。

　　根据不同的证候，相应的予以加味。腿疼加牛膝，臂疼加连翘，妇女瘀血疼痛加生桃仁、生五灵脂。阴疽者，加肉桂，其症在左侧肢体者加鹿角胶，在右侧肢体者加虎骨胶。疮疡红肿者，属阳加知母，连翘、银花。脏腑内痛者，加三七，肺痛加牛蒡子。近年来推广本方的应用，再引陈增铨氏的经验如下：胸痛者，加柴胡、香附、枳壳、青皮；胃脘疼痛，日久入络者，加白芍、香附、木香、甘草；腹痛者，加乌药、郁金、五灵脂、香附、赤芍、白芍、大黄、桃

----

* 痃是形容脐两侧有条状突起，状如弓弦，大小不一，或疼或不疼。癖是指隐匿于两胁之间的积块，疼时摸之有物，素日平而不见。

仁；经行腰痛者，加山楂、赤芍、炙甘草、何首乌、桑寄生、香附、茯苓、青皮；臁疮（慢性小腿溃疡）者，与阳和汤（熟地、鹿角胶、姜炭、肉桂、麻黄、白芥子）合用加骨碎补、党参、黄芪。上述加味方法，不能泛泛使用，必须见"瘀血"证时，方为对证。其要点是病史长，疼处固定不移。舌质、面色、眼眶等呈青紫或暗紫色，疼痛在夜间加重。

山西医学院以本方化裁治疗宫外孕，其 I 号方：丹参 15 克，乳香、没药各 9 克，桃仁 9 克，适应子宫外孕不稳定型。II 号方：为 I 号方加三棱、莪术各 3~6 克，适应子宫外孕，包块型。

编者自 1969~1977 年以本方加味治疗胸腹壁血栓性静脉炎 6 例，其中女性 4 例、男性 2 例，均获痊愈。此病临床少见，女性为多。受损静脉是外侧胸静脉，腋窝静脉，上腹壁静脉及腹静脉等流域。发病部位最多见于以乳房为中心的前侧胸腹壁。主要表现是一条纵行的索条状物，水平或横行方向者罕见。局部症状由不适到疼痛。在挺胸突腹时疼痛加重，索条状物明显，可以有清晰的外观，犹如皮下埋藏一条绳子。若不引起特殊痛苦，一般无需治疗。自觉疼痛或运动时牵引疼痛者，可切除一段或全部栓塞之静脉，以减压力，术后大部分可使牵引疼痛消失。与中医的"疬"证颇相一致。因其有形可征，居于肋下肝之分野，故用活络效灵丹加疏肝行气之品。予丹参 15 克，当归 15 克，乳香 9 克，没药 9 克，柴胡 6 克，炮甲珠 6 克，瓜蒌 30 克。痛久者，加三七参 3 克（冲服 2 次）。最多服 18 剂，少者 5 剂，无一例手术。索条状物由硬变软，最后消失，疼痛亦随之消失而痊愈。1978 年又治疗同样患者 3 例，均获痊愈。

【方　　源】《医学衷中参西录》。

五十二、大菟丝子饮

【方　　歌】

大菟丝子饮女贞，杞地首乌山萸苁。

桑葚故纸旱莲草，再障滋肾本方遵。

【组　　成】本方由菟丝子30克（原方未注明用量，系编者所拟，下同），女贞子15克，枸杞子15克，熟地黄15克，何首乌15克，山萸肉9克，肉苁蓉15克，桑葚子9克，破故纸（即补骨脂）9克，旱莲草15克组成。

【用　　法】加冷水3 000毫升，用大砂锅煎熬取汁500毫升。第2、3次各加水2 000毫升左右。分2~3次，一日内服完。

【主　　治】再生障碍性贫血。

【方义体会】本方用于治疗再生障碍性贫血，表现气血两虚，而有手足心烧，低热、盗汗、口渴、便干、舌红、脉细数等肾阴虚症状。遵补肾健脾，益精养血法。

【方　　源】中医研究院西苑医院内科血液组方。

五十三、当归首乌汤

【方　　歌】

当归首乌汤沙苑，熟地丹参墨旱莲。

党参女贞破故纸，治疗再障有效验。

【组　　成】本方由当归9克（原方未注明用量，系编者所拟，下同），何首乌15克，沙苑子15克，熟地黄15克，丹参9克，旱莲草9克，党参15克，破故纸15克组成。

【用　　法】加冷水3 000毫升，用大砂锅煎熬取汁500毫升。第2、3次各加水2 000毫升左右。分2~3次，一日内服完。

【主　　治】再生障碍性贫血。

【方义体会】本方用于治疗再生障碍性贫血，表现气血两虚，而有手是心烧，低热、盗汗、口渴、便干、舌红、脉细数等肾阴虚症状。

【方　　源】中医研究院西苑医院内科血液组方。

五十四、造血Ⅱ号

【方　歌】
造血Ⅱ号胡芦巴，二仙苁蓉故纸嘉。
菟丝女贞归桑葚，补肾助阳效堪夸。

【组　成】本方由胡芦巴6克（原方未注明用量，系编者所拟，下同），仙茅9克，仙灵脾9克，破故纸15克，菟丝子30克，女贞子9克，当归12克，桑葚子9克，肉苁蓉15克组成。

【用　法】加冷水3 000毫升，用大砂锅煎熬取汁500毫升。第2、3次各加水2 000毫升左右。分2~3次，一日内服完。

【主　治】再生障碍性贫血。

【方义体会】用于治疗再生障碍性贫血，表现气血两虚，而有畏寒、手足冷、自汗、便稀、舌淡、脉沉缓等肾阳虚症状。"再生障碍性贫血"基本上属于中医虚劳出血的范畴，主要表现气血两虚的症状。一般的补气养血的方法效果并不显著。"肾藏精，血为精所化，肾为先天之本，真阴真阳之所系。"肾又主骨、主髓。唐宗海《血证论》指出："血家属虚劳门，未有不议补者也"，"当补脾者十之三、四，当补肾者十之五、六，补阳者十之二、三，补阴者十之八、九"。治疗中要照顾肾阴、肾阳两个矛盾方面中；以肾阴为主要矛盾方面。基予阴阳相维，方中亦有温肾药，但应选温而不燥之品。编者参与中西医结合治疗再生障碍性贫血，历用过许多补气益血的方剂，如归脾汤、八珍汤、当归补血汤、补中益气汤等。从不系统的观察中，似不如上述三个方剂在缓解症状、维持输血后血红蛋白水平方面的效果好，所以将其列为常法。

【方　　源】中医研究院西苑医院内科血液病组方。

五十五、资生汤

【方　　歌】

资生汤中鸡内金，山药白术与玄参。

热甚加入生地黄，劳瘵食少喘咳循。

瘀滞留于经络者，再益当归与丹参。

【组　　成】本方由生鸡内金6克（捣碎），生山药30克，白术9克，玄参15克组成。

【用　　法】水煎服。

【主　　治】小儿伤饥失饱。

【方义体会】原书指出："治劳瘵羸弱已甚，饮食减少，喘促咳嗽，身热脉虚数者，亦治女子血枯不月。"热甚者，加生地黄15~18克。劳瘵多兼瘀血，患者因调养失宜，或纵欲过度，气血亏损，血即因之而瘀滞，症见肌肤甲错，肢节酸楚。或觉皮中有如虫行，或觉皮外隐隐作痒，是为瘀在经络，宜加当归、丹参。

方中鸡内金善化有形之郁积，柔中寓刚，性甚和平，而善健脾胃。山药健脾滋胃，白术燥脾助阳。原书谓："方中以此三味为不可挪移之品"。牛蒡子润肺利肺，与山药、玄参并用，安肺而定喘嗽，玄参微寒，去上焦之浮热，亦退周身发烧。

编者以本方治疗小儿伤饥失饱，饭后狂玩，周身汗出面又贪凉饮冷，遂致食欲缺乏，夜间咳嗽，日渐面黄肌瘦。胸部X线检查，并无结核阴影，试用抗痨治疗亦无效果。也曾以此方中三味"不可挪移"之鸡内金、山药、白术加麦冬、石斛、玉竹、甘松，治疗萎缩性胃炎患者，症见胃脘疼痛，厌食，饭后饱胀，全身无力，面色萎黄，舌红无苔，六脉细象，均获良效。

【方　　源】《医学衷中参西录》。

五十六、茵陈消黄汤

【方　　歌】

茵陈消黄汤大黄，栀子虎杖草败酱。

丹参赤芍云茯苓，茜草山楂白茅根。

病毒肝炎黄疸重，泻肝利胆可消黄。

【组　　成】本方由茵陈 30~60 克，栀子 10~20 克，大黄 6~20 克，虎杖 15~30 克，败酱草 15~30 克，丹参 30 克，赤芍 30~60 克，茜草 10~20 克，云茯苓 15~30 克，山楂 15~30 克，白茅根 30 克，甘草 6 克组成。

【用　　法】水煎服。

【主　　治】重度黄疸型病毒性肝炎。

【方义体会】本方以茵陈蒿汤加味而成，方中茵陈清泻肝脏之热，利湿退黄；栀子通利三焦，导湿热下行，使湿热从小便而去；大黄泄热逐瘀，通利大便；重用赤芍、丹参、白茅根及茜草以凉血活血，旨在凉血不留瘀，活血不动血，使血脉通利畅达，湿热得除，邪热得清，瘀结得散，则黄疸易于消退；虎杖、败酱草及大黄、栀子清热利湿解毒，毒减则湿热易消；茯苓、山楂、甘草健脾利湿化积，脾气健运则湿热之邪无生生之源，亦无藏身之所，利于黄疸消退。

热重者，加连翘 15~30 克；湿重者，加苍术 10~15 克，藿香 10~15 克；腹胀甚者，加厚朴 15 克，莱菔子 15 克；恶心呕吐重者，加生姜 6~10 克，姜半夏 10 克；寒湿内盛者，加桂枝 15 克，干姜 9~12 克；肝肾阴虚者，加生地黄 15~30 克，玄参 15~30 克；脾肾阳虚者，加炮附子 10~15 克，肉桂 10~15 克。

【方　　源】《陕西省名老中医经验荟萃第 6 辑》薛浍洪方。

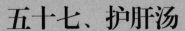

五十七、护肝汤

【方　　歌】

护肝汤方解热毒，慢性肝炎最宜服。

枳实白芍加柴胡，芪术甘草五味茯。

败酱连翘板蓝根，虎杖茵陈蒲公英。

【组　　成】本方由柴胡 20 克，白芍 30 克，枳实 15 克，甘草 15 克，白术 20 克，茯苓 20 克，黄芪 30 克，五味子 15 克，败酱草 30 克，茵陈 20 克，板蓝根 20 克，虎杖 20 克，蒲公英 30 克，连翘 20 克组成。

【用　　法】水煎服。

【主　　治】慢性肝炎。

【方义体会】本方乃以四逆散加茯苓、白术、黄芪及诸清热解毒之品而成。其中柴胡为疏肝之圣药，用之以条达肝气，芍药养血柔肝缓中止痛，柴芍合用，一疏一柔，疏而不燥，柔而不滞，枳实行气，甘草和中缓中，诸药配合，药力专而奏效捷。肝以阴为体，以阳为用，内藏相火，最忌香燥戕伐以耗伤肝阴，但养肝又切忌甘寒滋腻，如生地黄、熟地黄、玉竹等，易助湿有碍脾胃之运化，故重用芍药敛阴养血以益肝之体，一般用量在 30~50 克。加茯苓、白术、黄芪者，以益气健脾。加板蓝根、蒲公英、败酱草等清热解毒之品，乃针对患者乙肝表面抗原、乙肝 e 抗原阳性及胆红素高，或丙型病毒性肝炎者而辨病辨证用药。据现代药理研究，黄芪、五味子对肝损伤有明显的保护作用；茵陈有护肝利胆作用，可以使肝细胞的变性坏死减轻；败酱草有明显促进肝细胞再生，防止肝细胞变性和坏死，降低转氨酶的作用；蒲公英和连翘对四氯化碳所致肝损伤的动物模型有显著降低血清中谷丙转氨酶和减轻肝细胞脂肪变性的作用；板蓝根和虎杖也有极强的抗病毒和调节免疫力的作用。脾大者，可加入炙鳖甲、土鳖虫、桃仁等。

　　张琪教授认为，慢性病毒性肝炎就其疾病演变过程分析，与肝脾二脏功能失调密切相关。肝主疏泄，调畅气机，若肝气郁结，气机不畅则出现胸胁胀满或疼痛诸症。脾主运化，人体消化系统功能主要与脾关系密切，脾的运化功能有赖于肝之疏泄助其运化，若肝气不畅则脾运不健，肝郁日久，横逆乘脾，可导致脾气虚而致消化系统功能紊乱，出现腹胀便溏，食少呕恶等症状。因此，张琪教授认为肝郁脾虚为慢性肝炎的主要病机，疏肝健脾法为治疗慢性肝炎的主要大法。张琪教授尤其重视健脾益气药物的应用，善重用白术、茯苓、山药、黄芪、太子参（或党参）以培土抑木，体现了"见肝之病，知肝传脾，当先实脾"的思想。但慢性病毒性肝炎临床除见肝郁脾虚症状外，常兼夹湿热中阻证，故须配伍以清热利湿之品；针对乙肝表面抗原及乙肝 e 抗原阴性，或转氨酶升高，又常加用清热解毒之品，正邪兼顾，其效甚佳。

　　【方　　源】《中国百年百名中医临床家丛书：张琪》。

五十八、化瘀消癥汤

【方　　歌】

　　　　化瘀消癥汤效佳，佛手红花炙鳖甲。

　　　　丹参牡蛎延胡索，三棱莪术炮山甲。

　　　　赤芍白芍土鳖虫，消癥散结肝硬化。

【组　　成】本方由炙鳖甲、生牡蛎（先煎）各 30 克，丹参、赤芍、白芍各 20 克，红花、土鳖虫各 15 克，三棱、莪术、炮穿山甲、延胡索、佛手各 10 克组成。

【用　　法】每日 1 剂，水煎 2 次，分服。

【主　　治】肝硬化。

【方义体会】化瘀消癥汤中炙鳖甲善消疟母，生牡蛎化痰软坚，两者主要入肝散结消癥，配伍三棱、莪术、炮山甲、土鳖虫、红花、丹参、赤芍、白芍、延胡索行气破血，祛瘀通络，佐以佛手调气以助血运，共奏疏肝行气，破血祛瘀，柔肝缩脾，消癥散结之功。

　　临床兼气虚者，加党参、黄芪各 20 克益气扶正；乙肝病毒阳性者，加大青叶、白花蛇舌草、石见穿等清热解毒；食欲缺乏者，加麦芽、焦山楂、焦六神曲消食开胃；谷丙转氨酶增高者，加五味子；形寒畏冷、四肢厥逆者，加淫羊藿、紫河车温补肾阳，提高免疫功能。若肝硬化伴有腹水者，加用大腹皮子、茯苓、猪苓、泽泻各 10 克行气利水；若腹水严重、腹部胀急、腹大如瓮、利水不应、形体尚壮实者，加牵牛子、商陆各 10 克，或用大戟、芫花、甘遂、沉香各等分，焙干研末，每服 2 克，口服 2 次，隔日服之，以开泄大肠逐水，腹胀减轻、腹水减少辄停服。如伴有齿、鼻衄血较多者，酌减土鳖虫、红花、三棱、莪术用量，加用凉血化瘀止血之品如茜草、三七粉等。

　　本方连续服用40~60剂后，复查B超、肝功能。亦可用于慢性迁延性或活动性肝炎，肝脾大、质中者。对子宫肌瘤，腹腔其他积聚肿瘤亦可加减使用。

　　【方　　源】季炳琦. 谢兆丰运用化瘀消癥汤治疗肝硬化经验. 实用中医药杂志，2000，16（3）：32.

五十九、化脂腹肝汤

【方　　歌】

　　　　化脂腹肝汤丹参，泽泻山楂芩茵陈。

　　　　疏肝消瘀祛湿积，脂肪肝疾用之神。

【组　　成】本方由丹参15克，茵陈20克，泽泻20克，黄芩12克，山楂12克组成。

【用　　法】每日1剂，水煎服300毫升，早、晚饭前温服。

【主　　治】脂肪肝。

【方义体会】脂肪肝见于肥胖、酗酒、糖尿病及急性肝炎恢复期和慢性肝炎活动期，由于不适当地增加营养和减少活动使得脂肪堆积，加之肝脏代谢功能受损，过量脂肪在肝内积聚而成。若不及时治疗可使急性肝炎病情迁延，慢性肝炎病情加重，发展为肝纤维化甚至肝硬化。中医学没有脂肪肝的记载，属于中医"胁痛""积聚"的范畴，患者常有胁痛、肥胖、肝大的表现，病因病机为湿、痰、食阻滞，化生浊邪，肝胆疏泄失调，血脉瘀阻。方中茵陈疏肝利湿为主药，丹参活血化瘀为臣药，黄芩、泽泻清热利湿，山楂化食消积共为佐药。全方疏肝、消瘀、祛湿、化积，对脂肪肝的治疗，有很好的效果。

　　胁痛甚者，酌加青皮10克，郁金12克；不思饮食者，加炒麦芽15克，生山楂15克，鸡内金12克；口苦、口干者，加龙胆草10克；恶心欲呕者，加清半夏30克，干姜10克；腹胀纳少者，加厚朴10克，生山楂15克；大便稀溏者，加泽泻15克，白扁豆30克；肝大明显者，加鳖甲、穿山甲各10克；妇女月经不调者，加泽兰15克，三七粉（冲服）3克。

适当控制饮食，以高蛋白低脂肪少食糖为原则。慢性肝炎患者长期静脉点滴，用药不宜采用高渗性葡萄糖，以减少糖向脂肪的转化，注意减肥控制体重，绝对禁酒，同时注意补充维生素。肝炎恢复期参加锻炼，运动量以患者体力能耐受为标准，促进脂肪的代谢。

【方　　源】《名医名方录》张瑞霞方。

六十、新订鸡胵汤

【方　　歌】

新订鸡胵汤内金，炒术白芍柴草陈。

神曲麦芽与丹参，佛手泽兰板蓝根。

慢性肝脾综合征，加用此方效频频。

【组　　成】本方由生鸡内金 12 克，炒白术 10 克，白芍 12 克，柴胡 10 克，广陈皮 6 克，神曲 10 克，生麦芽 10 克，佛手 10 克，板蓝根 15 克，丹参 3 克，泽兰叶 15 克，甘草 6 克组成。

【用　　法】水煎服。

【主　　治】慢性肝炎、慢性胃炎、肝硬化、肝脾综合征。

【方义体会】张锡纯氏鸡胵汤原方可"治气郁成臌胀，兼治脾胃虚而且郁，饮食不能运化"，编者以此方灵活化裁，而收效颇多。新订鸡胵汤一方自问世以来，治疗各种慢性肝病 5 000 余例，治愈率达 90% 左右。编者对朱丹溪在《局方发挥》中说的"今乃集前人已效之方，应今人无限之病，何异于刻舟求剑，按图索骥。冀有偶中者难矣"深有体会。

《灵枢·水胀篇》云："腹胀身皆大，大与腹胀等也。色苍黄，腹筋起，此其候也。"《医门法律》亦云："凡有癥瘕积块、痞块，即是胀病之根，日积月累，腹大如箕，腹大如瓮，是名单腹胀。"详观此案，属单腹胀无疑。其根即是肝郁血瘀。此方之所由立也，皆本乎经旨。《金匮要略》云："见肝之病，知肝传脾，当先实脾。"经云："厥阴不治，求之阳明"，又云："调其中气，使之和平"。《难经》谓："损其肝者，缓其中"，故方中以生鸡内金之甘涩平，消癥积，健胃消食为主；辅以炒白术甘苦温，健脾燥湿；白芍酸苦，养阴柔肝，以防燥药伤及肝血，此即王旭高"以柔济刚"之意；用柴胡微苦寒辛，疏肝升清，广陈皮辛苦温，健脾理气，合而用之，有一升一降之妙用；丹参苦微寒，祛瘀生新，板蓝根苦寒，可清肝解毒，临床经验二者合用可回缩肿大之肝脾；泽兰苦辛微温，活血通络而利水，对于肝络不和引起的胁痛及蜘蛛痣有卓效，又可防止水湿潴留；佛手辛苦酸温，理气止疼而不燥，堪称肝家之润剂；神曲、生麦芽健胃消食，又可调整胃机，且生麦芽与肝同类相求，为疏肝之妙品。如此配伍，正合《金匮要略》"夫肝之病，补用酸，助用焦苦，益用甘味之药调之"之旨，故可使肝气舒，脾胃健，气血和，肿块消，水道利。即古云："气行血行，水亦行也"，用之临床堪称满意。肝大者，加三棱、莪术；气虚者，加党参；血虚加当归、鸡血藤；湿盛者，加佩兰；腹胀满者，加香橼皮；便溏者，减鸡内金量，加炒白术量，再加白扁豆；肝硬化者，加穿山甲珠、牡蛎；脾大者，加鳖甲；胁痛者，加青皮、片姜黄。

【方　　源】肖明德，葛金霞.葛仰山老中医经验方介绍辽宁中医杂志，1980（11）：41.

六十一、软坚汤

【方　　歌】

软坚汤方仅八味，枳桔香附广陈配。

柴芍瓦楞海浮石，活血理气石能排。

【组　　成】本方由瓦楞子 30 克，海浮石 12 克，杭白芍 30 克，柴胡 9 克，广陈皮 9 克，枳壳 9 克，桔梗 6 克，香附 9 克组成。

【用　　法】水煎服。

【主　　治】软坚排石。

【方义体会】近代名医施今墨先生早在 20 世纪 20 年代就常用软坚法治疗疾病，每每取得良好效果。行医 40 余年，编者在施老用药的基础上筛选了 8 味药组成软坚汤。方中瓦楞子与海浮石同用能软坚磨积散结，同为消顽痰软坚之要药。应用时须用醋同煅。另外，编者还用软坚汤治愈过胃柿石、阑尾炎包块、睾丸结核、乳腺增生、子宫肌瘤等病患者。此法疗效好，痛苦小，无不良反应。但应用时也应辨证施治，如治疗胃柿石时加和胃之品，治阑尾炎包块加入清热解毒之药，治疗睾丸结核加专治睾丸疾患的盐橘棱、盐荔枝核、川楝子，治疗乳腺增生则加入大量疏肝理气之品，方奏宏效。

【方　　源】《黄河医话》孙一民方。

六十二、消坚排石汤

【方　　歌】

消坚排石汤金钱，萹蓄滑石加车前。

赤丹桃红鸡内金，三棱莪术瞿牡丹。

【组　　成】本方由金钱草 50~75 克，三棱 15 克，莪术 15 克，鸡内金 15 克，丹参 20 克，赤芍 15 克，红花 15 克，牡丹皮 15 克，瞿麦 20 克，萹蓄 20 克，滑石 20 克，车前子 15 克，桃仁 15 克组成。

【用　　法】水煎服。

【主　　治】尿路结石。

【方义体会】方用金钱草 50~75 克为主药，近代始发现其有清热解毒利尿排石、活血散瘀之作用，故金钱草为治疗尿路结石之首选药。三棱、莪术、鸡内金破积软坚行气；赤芍、牡丹皮、丹参、桃仁、红花活血化瘀散痛消肿，再配以萹蓄、瞿麦、滑石、车前子清热利湿。上药相互协同，故能奏溶石排石之效。若结石体积大难以排出，可加入穿山甲、皂角刺以助其散结消坚之作用；若病程久，应扶正与祛邪兼顾，根据辨证加以扶正之药，有利于结石的排出；如肾气虚者，可辅以熟地黄、枸杞子、山茱萸、菟丝子等；肾阳不足者，可加肉桂、附子、茴香；兼气虚者，可配以黄芪、党参。

　　此方除用清利湿热之剂外，并伍以行气活血软坚化积之品。一方面使气血畅通，另一方面使结石溶化，可收到较好效果。不少患者结石年久固结不下，经用此法治疗结石可以排出；有的患者出现结石溶解现象，化成小块随小便排出。肾结石日久不去易引起肾积水，致泌尿系感染反复不愈，此多由肾阳衰微，气化功能不足，湿热毒邪蕴蓄不除所致，故治疗时宜在消坚排石汤基础上选加附子、桂枝、肉桂温阳以助气化，选加薏苡仁、败酱草、金银花、连翘等加强原方清热解毒利湿之力，相辅相成，扶正除邪而收效。

【方　　源】《中国百年百名中医临床家丛书：张琪》。

六十三、开郁消胀汤

【方　　歌】

开郁消胀汤郁金，三棱莪术麦丹参。

苁蓉巴戟淫羊藿，特发水肿功效神。

【组　　成】本方由郁金 10 克，丹参 30 克，炒麦芽 30 克，三棱 10 克，莪术 10 克，肉苁蓉 10 克，巴戟天 10 克，淫羊藿 10 克组成。

【用　　法】每日 1 剂，水煎服，20 日为 1 个疗程，一般 1~3 个疗程收效或治愈。

【主　　治】特发性水肿。

【方义体会】本病的主要症状为水肿，临床观察以中青年女性为主，其水肿有如下特点：① 长期性；② 反复性；③ 上午轻，下午重；④ 晨起面、手胀，下午四肢肿；⑤ 卧位轻，立位重；⑥ 平时轻，月经前后重；⑦ 与情志不舒、过度疲劳、月经不调及人流、妇科手术等有关联；⑧ 肿、胖难分；⑨ 水肿的程度因人而异。中医辨证多属情怀不畅，肝气郁结，冲任损伤，阴阳失和，气血不调，瘀血阻络，气滞水停而为患。编者临证体会，运用本方若精心辨证，巧妙施治，则会屡收捷效，同时对本病当加强生活调养及情志护理，清淡饮食，忌厚味肥腻，移情易性。本病实属本虚标实，虚实错杂之候，病情往往反复发作，病程绵长，顽固难愈，故当坚持治疗，循序渐进，方能水到渠成，以竟全功。

　　吕承全根据本病特点及病因病机，将其取名为"瘀胀病"，认为此非一般的水肿病。水肿证乃肺、脾、肾三脏功能失调所致，而本病之病机则非此三脏失司所能完全解释。"女子以肝为本"，肝主疏泄，若情志不舒，肝失条达疏泄，气机郁滞，血行不畅，日久气滞血瘀，瘀血阻络，三焦水道为之壅滞，"血不利则为水也"；加之月经不调，冲任损伤，故见气滞作胀，血瘀作肿。因此气滞血瘀、肾元亏虚为其发病关键，此非一般水肿治法所能奏效。吕承全开郁消胀汤便是从理气开郁，活血化瘀，调理肝脾肾立法，辨证得当，临床运用收效卓著。本方首倡郁金，此为血中之气药，既散有形之血瘀，又行无形之气滞。配伍以三棱、莪术意在行气化瘀，消积除滞。"丹参一味，功同四物"，既可加强活血逐瘀之功，又有养血安神之妙。临床研究也证实，疏肝理气化瘀药能扩张血管，增加血流量，明显改善特发性水肿患者的血液流变性，降低血液黏度，从而达到消除水肿之目的。炒麦芽一味既可健运脾胃，顾护中州，以防"土虚木乘"，又可配合郁金疏肝解郁。更有肉苁蓉、巴戟天、淫羊藿之属温阳补肾之品，意在补益命门，以资气化，使阳生阴长，冲任调和，并缓上药攻伐之过，以固守正气。综观本方，共奏开郁除胀，化瘀消肿，调补肾气之功，使邪去正安，标本兼顾。

肝郁气滞者，可加香附、白芍、枳壳；脾肾两虚者，酌加砂仁、党参、白豆蔻、川厚朴、黄芪、山药、乌药之属；心气不足者，加党参、麦冬、合欢皮、炒酸枣仁、柏子仁、何首乌等；脾虚湿盛者，加薏苡仁、苍术、白豆蔻、白术、车前子、泽泻；阴虚火旺者，加枸杞子、女贞子、知母、黄柏、珍珠母；关节疼痛者，加威灵仙、薏苡仁、木瓜、川牛膝。不论何证型，若有大便不畅或秘结，可加生大黄或大黄炭。

【方　　源】张琳琪. 应用吕承全经验方辨治瘀胀病体会. 中国医药学报，2003，18（5）：297.

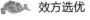

六十四、清热通淋汤

【方　　歌】

清热通淋治热淋，草梢竹叶赤茯苓。

归芍栀子生地黄，萹蓄瞿麦滑石灵。

【组　　成】本方由当归9克，白芍9克，栀子9克，赤茯苓9克，甘草梢5克，生地黄12克，木通9克，竹叶9克，滑石12克，萹蓄9克，瞿麦9克组成。

【用　　法】水煎服。

【主　　治】前列腺炎，前列腺肥大。

【方义体会】张子琳老先生用本方加减治疗了许多前列腺炎和前列腺肥大的患者，经多年观察，凡坚持长期服药的患者，均收到了满意的效果。

本方证为三焦气化不利，湿热蕴结膀胱之淋证而设。临床上相当一部分前列腺炎和前列腺肥大患者，按中医之淋证论治。治当养阴清热，利湿通淋。张老用五淋散、导赤散、八正散数方加减化裁，多年来反复验证，组成逐渐固定。其中以赤茯苓为君，清热利湿，通利三焦；配伍栀子、木通、萹蓄、瞿麦清热通淋，合而为臣；当归、白芍、生地黄养血活血，育阴化瘀；滑石，竹叶降心火，清利小肠，使心肾之湿热，从小便排解，合为佐药；甘草梢直达茎中，甘能缓痛，为使药。合而有清热利湿正气化，育阴和血通涩淋之效。

少腹抽痛者，加香附、乌药；会阴憋胀或血淋者，加牛膝、郁金、桃仁、小蓟；水肿者，加黄芪、防己、茯苓皮、冬瓜皮；心慌惊悸者，加龙齿。

【方　　源】赵尚华，徐秀峰. 张子琳验方四则. 山西中医，1990，6（6）：6.

六十五、戴氏经验方

【方　　歌】

戴氏经验四方成，芪术防风银翘丁。

芎归茯苓赤白芍，穿甲茅根白蛇草。

健脾益气兼活血，利湿解毒治肾炎。

【组　　成】本方由生黄芪 10~15 克，白术 9~12 克，防风 6~9 克，金银花 12~15 克，连翘 12~15 克，紫花地丁 12~15 克，当归 9~12 克，川芎 6~8 克，赤芍、白芍各 10~12 克，茯苓 9~12 克，穿山甲 9~15 克，白花蛇舌草 20~30 克，白茅根 20~30 克组成。

【主　　治】慢性肾炎者、肾病综合征。

【方义体会】戴希文认为，慢性肾炎的病机为：气虚血瘀，兼内蕴湿热。制定的具体治疗法则为：健脾益气，活血化瘀，兼清热利湿解毒。戴氏经验方由玉屏风散、银翘散、当归芍药散和二白汤为基础化裁而成。

健脾益气，活血化瘀，兼清热利湿解毒。适应证：① 倦怠无力，面色㿠白或微黄，形体疲乏，语音低微，微咳，咽中不利，鼻塞不通，眼睑或面水肿，下肢水肿，身体沉胀，腰酸软绵绵不绝或微劳则重，下肢无力，小便清长或涩、痛、赤、短、频，夜尿甚，头晕，眠差，小便形如泡沫；② 尿镜检示红细胞及蛋白尿，贫血，肾功能基本正常，血压正常或偏高；③ 舌体肿大或齿痕，舌苔薄白，或薄黄，或薄白腻，或薄黄腻、脉沉细，或弱沉细或沉数，或浮而无力，或细小无力等。

咽痛明显，扁桃体无痛性肿大或微痛者，去防风，加浮萍 6~9 克，热象甚者，加大青叶、射干各 9~12 克，鱼腥草 9~15 克；阴虚内热者，加知母 6~9 克，黄柏 6~12 克；血尿，持续或反复发作，加大、小蓟各 9~12 克，生地榆 9~12克或地榆炭 9~12 克，生侧柏叶 9~15 克，仙鹤草 12~20 克；小便不利者或血压偏高者加车前草 9~12 克，泽泻 9~12 克，牛膝 9~15 克；小腹冷痛者，加乌药 9~12 克，香附 9~12 克；鼻塞涕脓，不闻臭香者，加辛夷 9~12 克，鱼腥草30 克；性急易怒，小便黄涩者，加栀子 9~12 克；大便硬结者，加焦大黄 6~12 克；阴虚咽干，舌苔少者，加南、北沙参各 9~12 克，黄精 10~15 克；微恶心呕吐者，加代赭石 9~12 克，旋覆花 9~15 克；脾胃湿困者，加藿香、紫苏梗各 9~12 克；纳差者，加木香、砂仁各 6~9 克；胸憋闷者，加郁金、枳壳各 9~12 克；蛋白尿明显者，加蛇莓 10~15 克；阴虚耳鸣血亏者，加女贞子 10~15 克，墨旱莲9~15 克；皮肤微痒如蛇行或皮肤瘙痒属阴虚血燥者，加生地黄 20 克，丹参 20克，白鲜皮 30 克；肺中有热者，加黄芩 9~12 克；语音低微，中气不足者，加太子参 9~15 克；热淋尿赤或痛者，加土茯苓 9~15 克，蒲公英 9~15 克；经血不调者，加益母草 9~15 克；尿血、便血夹便结者，加大黄炭 6~12 克；便溏者，加木香 6~9 克，黄连 6~9 克；尿频急热痛，尿镜检有沉渣，白细胞增多者，加马齿苋 20~30 克，白头翁 10~20 克。

【方　　源】杨亚菁. 戴希文慢性肾炎经验方介绍. 中国民间疗法，2002，10（10）：4.

六十六、决明子饮

【方　　歌】

决明子饮菊钩藤，枳壳芎归赤玄参。

黄芩生地草桃仁，高脂血症阳亢型。

【组　　成】本方由决明子 30 克，钩藤 15 克，菊花 20 克，生地黄 20 克，玄参 15 克，赤芍 20 克，桃仁 15 克，当归 15 克，川芎 15 克，枳壳 10 克，黄芩 15 克，甘草 10 克组成。

【用　　法】水煎服，每日 1 剂。

【主　　治】高脂血症。

【方义体会】方中决明子为主药，决明子味甘、苦，性寒，入肝肾经。肝开窍于目，决明子可清肝火散风邪，补中兼具清散之功，故为明目要药。现代药理证明能抑制血清胆固醇升高和主动脉粥样斑块的形成，又有润肠通便作用。生地黄、玄参凉血滋阴，桃仁、赤芍、当归、川芎养血凉血活血，黄芩苦寒清热，钩藤清头目息风。全方具有清肝明目，活血凉血之效。用于高脂血症，凡属肝阳亢盛，肝风内动，血瘀内阻，气血失于上荣者，疗效极佳，辨证的关键在于肝阳上亢兼血瘀。症见头昏目眩，视物不清，口苦咽干，舌紫或舌下有瘀斑，脉见弦滑或弦数。

【方　　源】《中国百年百名中医临床家丛书：张琪》。

六十七、降糖对药方

【方　　歌】

降糖对药方，生芪配地黄。

苍术元参裹，丹参葛根良。

标本相辅成，糖尿病能康。

【组　　成】本方由生黄芪 30 克，生地黄 30 克，苍术 15 克，玄参 30 克，葛根 15 克，丹参 30 克组成。

【用　　法】水煎服，每日 1 剂。

【主　　治】糖尿病。

【方义体会】尿糖不降重用天花粉或乌梅；血糖不降加人参白虎汤（人参可用太子参或党参代替）；饥饿感明显者，加玉竹或重用生、熟地黄各 30 克；尿检酮体阳性者，加黄芩、黄连、茯苓、白术；皮肤瘙痒者，加白蒺藜、地肤子或苦参；下身瘙痒者，加知母、黄柏；失眠者，加制何首乌、女贞子或白蒺藜、首乌藤；心悸者，加菖蒲、远志或生龙骨、生牡蛎；有烘热感者，加黄芩、黄连；腰腿痛者，加川续断、桑寄生；两腿酸软无力者，加千年健、金狗脊下肢麻木者，加豨莶草、鸡血藤。上肢痛者，加姜黄、桑枝；牙龈肿痛者，加柴胡、龙胆草；燥热甚而下肢冷感者，加桂枝或肉桂。

【方　　源】祝谌予方。

六十八、上中下通用痛风丸

【方　　歌】

通用痛风丸效验，天南苍术芎柏研。

羌芷桂枝曲龙胆，桃红防己威灵仙。

风血湿热痰诸因，全身关节用之验。

【组　　成】本方由天南星（姜制）、苍术（酒浸）、黄柏（酒炒）各60克，神曲（炒）、川芎各30克，白芷、防己、桃仁各15克，桂枝、威灵仙（酒拌）、羌活各9克，红花（酒洗）4.5克，龙胆草1.5克组成。

【用　　法】上为末，曲糊丸梧桐子大，每服100丸，空腹米汤送服。

【主　　治】类风湿关节炎。

【方义体会】岳美中老先生认为，元代朱丹溪所制上中下通用痛风丸是治疗类风湿关节炎的良方。本方应用得当，收效颇著。岳老认为，桂枝芍药知母汤亦治周身关节肿痛，它与上中下通用痛风丸在主治证上的区别是：前者以下肢肿痛为主，仲景故有"脚肿如脱"之训。后者以上肢肿痛为主，丹溪故于列方之前谓"取薄桂味淡者，独此能横行手臂，领南星苍术诸药至痛处"。据岳老的临床经验，若历节肿痛服前二方不能止之，可试用《河间六书》治历节之忍冬藤、葛根、羊霍方，亦验。

类风湿关节炎即中医之所谓"白虎历节风"，症状以四肢百节走痛为特征。丹溪谓此病"大率有痰，风热，风湿，血虚"故方以苍术、黄柏、天南星、川芎为主，兼顾风、湿、热、痰、血诸因。白芷、威灵仙、桃仁、红花为辅，助主药祛风活血宣痹止痛。六曲为佐，防止诸药损伤胃气。桂枝取味薄者，引诸药以达上肢，行于手臂；防己、龙胆草取其苦降，引诸药下达髋膝足趾；羌活能走骨节，领诸药直至痛处，故皆用之为使。通过临床验证，此方若无黄柏、苍术、川芎三药，疗效会显著降低，使用时应予注意。

【方　　源】李星河. 全国名老中医岳美中治类风湿经验. 南方科技报，2004.

六十九、麻黄方

【方　　歌】

麻黄方治荨麻疹，浮萍僵蚕与丹参。

丹皮陈皮白鲜皮，姜皮杏仁开腠理。

【组　　成】本方由麻黄 3 克，杏仁 5 克，干姜皮 3 克，浮萍 3 克，白鲜皮 15 克，陈皮 9 克，牡丹皮 9 克，僵蚕 9 克，丹参 15 克组成。

【用　　法】水煎服，每日 1 剂。

【主　　治】慢性荨麻疹。

【方义体会】本方是赵炳南老先生对慢性荨麻疹的常用经验方之一。从其治疗特点来看，为血虚又外受寒湿之邪传经入里而致。方中以麻黄、杏仁、干姜皮为主要药，取其辛温宣肺似开腠理，推邪外出。佐以浮萍、白鲜皮走表扬散寒湿；丹参、牡丹皮、僵蚕（或用白僵蛹代替）养血润肤和血止痒；陈皮、干姜皮同伍，能理气开胃，醒脾化湿，以期内外合治；干姜皮与麻黄相配，又能缓和麻黄辛温逸发之性，以免大汗伤正。所以本方对于年老因寒湿而引起的急性荨麻疹也可以应用。

【方　　源】《赵炳南临床经验集》。

七十、过敏煎

【方　　歌】

　　　　　过敏煎中银胡梅，防风五味一方随。
　　　　　麻疹紫癜因于敏，喘咳鼻炎力可催。

【组　　成】本方由防风、银柴胡、乌梅、五味子各 10 克组成。

【用　　法】水煎服，每日 1 剂，分早、晚服。

【主　　治】过敏性鼻炎、过敏性咳嗽、过敏性哮喘等过敏症。

【方义体会】本方曾经上海某医院实验研究和临床验证确有抗过敏作用。祝谌予老先生运用于临床几十年，属于过敏性疾患均获得满意疗效。祝老说："良工不忘外治"。凡皮肤刺痒者用药渣浓煎外洗，可以增强疗效。

　　方中银柴胡味甘苦性凉，清热凉血；防风味辛甘性温，祛风胜湿；乌梅味酸性平，收敛生津，《神农本草经》谓"主偏枯不仁、死肌，去青黑痣、恶肉"；五味子味酸性温，敛肺生津，滋肾涩精，《名医别录》谓"养五脏，除热，生阴中肌"。四药配合，寒热共济，有收有散，收者顾其本，散者祛其邪，故对过敏性疾患有良效。

　　如过敏性荨麻疹属于风寒者，加桂枝、麻黄、升麻、荆芥；风热者，加菊花、蝉蜕、金银花、薄荷；血热者，加牡丹皮、紫草、白茅根；热毒内盛者，加连翘、金银花、甘草、蒲公英、紫花地丁、板蓝根。过敏性哮喘，常加莱菔子、白芥子、紫苏子、葶苈子、杏仁；过敏性紫癜，常加藕节炭、血余炭、荆芥炭、茜草根、墨旱莲、仙鹤草；过敏性鼻炎，常加白芷、菖蒲、辛夷、菊花、细辛、生地黄、苍耳子、葛根；冷空气过敏症，常加桂枝、白芍、生姜等。

【方　　源】李德新. 祝谌予运用过敏煎的经验. 浙江中医杂志，1988（4）.

七十一、和中畅卫汤

【方　　歌】

和中畅卫汤解郁，紫苏木香香附宜。

桔梗半夏姜贝母，连翘沙参苍芎曲。

本方专治梅核气，疏肝理气能化瘀。

【组　　成】本方由沙参9克，紫苏9克，木香3克，川芎6克，苍术9克，香附子9克，桔梗6克，连翘8克，神曲9克，半夏9克，浙贝母6克，生姜3克组成。

【用　　法】水煎服，每日1剂。

【主　　治】梅核气。

【方义体会】王海如老师用和中畅卫汤治梅核气固然有效，然又不止于此。临床每将此方用于食管痉挛、食管癌等病的治疗中，收效亦捷。

方中紫苏、木香、川芎、香附子理气降逆；桔梗、半夏、川贝母化痰；连翘解毒利咽；沙参滋阴润肺，以制理气、化痰药之燥性；神曲健脾化痰；生姜和胃降逆，共成理气化痰解郁之效。

胸闷甚者，加瓜蒌皮15克，宽胸理气；胁胀痛者，加柴胡6克，疏肝理气；呃逆者，加代赭石30克，平肝降逆；本病日久咽干者，以玄参9克易沙参；咳嗽舌红者，加黄芩6克；若舌淡、精神萎靡者，加肉桂5克，旨在"病痰饮者当以温药和之"。

【方　　源】潘铭. 王海如老师临床经验拾零. 甘肃中医，1993，6（2）：12.

七十二、燮枢汤

【方　　歌】

燮枢汤调肝胆脾，柴芩半夏川楝子。

寄奴姜黄皂角刺，红花蒺藜莱菔子。

三仙泽泻槟榔子，脉弦胸痛服之宜。

【组　　成】本方由北柴胡9~15克，炒黄芩9~12克，炒川楝子9~12克，制半夏10~12克，红花9~10克，白蒺藜9~12克，皂角刺3~6克，片姜黄9克，刘寄奴（或茜草）9~10克，焦神曲、焦麦芽、焦山楂、焦槟榔各10克，炒莱菔子10克，泽泻9~15克组成。

【用　　法】每日1剂，早晚分服。

【主　　治】迁延性肝炎、慢性肝炎、早期肝硬化、慢性胆囊炎、慢性胆道感染。

【方义体会】肝藏血，主谋虑，胆主决断，二者相表里，一身上下，其气无所不乘。清代沈金鳌说："肝和则生气发育万物，为诸脏之生化，若衰与亢则能为诸脏之残贼"。其性条达而不可郁，其气偏于急而易怒，其病多为气郁而逆，气逆则三焦受病，又必侵乎及脾。然虽郁但不可用攻伐，应遵《黄帝内经》以辛散之、以辛补之之旨。肝经郁热之实，又常因肝血之虚，亦须遵《黄帝内经》酸收、甘缓之方结合前人经验，参以己见，以柴胡苦平入肝胆，条达疏发，畅郁阳而化滞阴，解心腹肠胃间结气，推陈致新。黄芩苦寒入肝胆，降泻清热，治自里达外之热，尤其是柴胡有更可以清气分郁结之热，二药相配，柴胡升清阳，黄芩降浊阴，能调转燮理阴阳升降之枢机，而用为主药。以半夏辛温散降中焦逆气而和胃健脾；白蒺藜苦辛而温，宣肺之滞，疏肝之郁，下气行血；二药辛温入肝，又寓有《黄帝内经》"肝欲散、急食辛以散之"之意。川楝子苦寒入肝，炒则寒性减，能清肝热、行肝气而治胁痛、脘腹痛；红花辛温，活血通经，并能和血调血，主气血不和，四药为辅药。以片姜黄辛苦性温，行血中气滞，治心腹结积、痞满胀痛；皂角刺辛温，开结行滞，化痰消瘀，破坚除积；刘寄奴苦温兼辛，破瘀消积，行血散肿，治心腹痛，消散肥气、息贲、痞块；炒莱菔子辛甘性平，理气消胀，配焦四仙（焦神曲、焦麦芽、焦山楂、焦槟榔），共助消化而除胀满迟消，运中焦而健脾胃，是为佐药。以泽泻入肝肾，能行在下之水使之随泽气而上升，复使在上之水随气通调而下泻，能降泻肝肾二经水湿火热之邪而助阴阳升降之机，用为使药。本方中又涵有几个组药，一是柴芩合用有调肝转枢之效。二是白蒺藜、红花、皂角刺三药相配，则有宣畅肺气、疏达肝气，通行胸胁肋之间，行瘀散结之能；尤其是对久病者，三药合用能深达病所，斡旋枢机。三是川楝子、片姜黄、刘寄奴（或茜草）三药同用，既苦泻肝气之郁，又理血中气滞，而治心腹胁痛；结合皂角刺、红花、白蒺藜三药，又对消散痞块有帮助。四是半夏、焦四仙（或三仙）合用，和中运脾以健中焦，寓有"见肝之病，当先实脾"之意。方中入血分的药物比重较大，是针对"病久入血"而设，以求推陈致新，新血生则气化旺，气化旺盛则康复之力增强。总之此方既着重于燮理枢机，又照顾到肝主藏血和病久入血等特点，故名为"燮枢汤"。

中湿不化，脘闷少食，舌苔白厚（或腻）者加苍术6~9克，草豆蔻6~10克；气血阻滞，胁痛明显者加延胡索9克，枳壳10克，制乳香、没药各5克等；如果血瘀明显、胁痛处固定，或兼月经量少有块者，可改加茜草12~20克，乌贼骨6~9克，桂枝6~10克；胃纳不佳、食欲缺乏、饮食少进者加生谷芽10~12克，陈皮10~12克；肝热扰心，心悸、失眠、多梦、健忘者，加珍珠母（先煎）30克，远志、天竺黄各9~10克，栀子仁3克（热象轻者可改夜交藤15~20克）；血络瘀郁，面或胸颈等处有血丝缕缕（蜘蛛痣）者，加茜草10~15克，乌贼骨6~9克，丝瓜络10克；下午低热者，加生白芍12克，银柴胡10克，青蒿15克；肝胆热盛，口苦、尿黄、目红者，加栀子6~10克，龙胆草3克；胁下痞块，肝脾肿大明显者，加炙鳖甲（先煎）15~30克，生牡蛎（先煎）20~30克，射干10克，莪术、三棱各3~6克，玄参12~20克等；肝病累肾，脾湿不化而腹部坠胀，小便短少、有轻度腹水者，加大腹皮12~15克，茯苓、冬瓜皮各30~40克，水红花子10~12克（猪苓20克、泽兰15克可代用），车前子（包煎）12~20 克，泽泻可改为 30 克；每遇情志不遂即各症加重者，加香附 10 克，合欢花 6 克；肝胆郁滞，疏泄不佳，胃失和降而呕逆便秘、上腹及胁部疼痛、舌苔不化者，加生代赭石 30 克，炒五灵脂 9 克；兼有胆结石者，加金钱草 30 克，郁金、炒鸡内金各 10 克；肝功能化验较长时间不正常（尤其是谷丙转氨酶），可同时加服五芦散（五味子 95 克、芦荟 1.5~2.5 克，共为细末，每服 3 克，每日 2 次，温开水送下，或随汤药服用）；大便经常干燥，肝病久久不愈，或目赤涩，或月经闭止者，可酌加芦荟末 0.3 克左右，装胶囊，随汤药服，此药可引药力入肝；腹部喜暖，见凉隐痛者，减黄芩为 6 克，去川楝子；饮食正常者，可去莱菔子、焦四仙，只用焦神曲；口渴明显者去半夏；女子月经不潮或经水量少者，可去刘寄奴，改茜草 15~30 克；药后胁痛反而加重者，可去皂角刺，减少片姜黄用量，以后再渐渐加入。

【方　　源】《焦树德学术思想临床经验综论》。

附录 治疗急腹症方剂歌诀

1. 急性阑尾炎

【阑尾化瘀汤】

> 阑尾化瘀黄丹桃，银香川楝延胡饶。
>
> 血聚成块加红藤，气滞血瘀理应消。

组成 大黄9克（后下），丹皮9克，桃仁9克，金银花15克，木香9克，川楝子15克，延胡9克。

加减 血聚成块者，加红藤30克至60克。

方义 行气活血为主，清热解毒为辅。

适应证 阑尾炎瘀滞期。

【阑尾清化汤】

> 阑尾清化草桃丹，赤芍银楝黄公餐。
>
> 湿重佩蔻藿木通，湿热芩连苦燥寒。

组成 生甘草9克，桃仁9克，丹皮15克，赤芍12克，金银花30克，川楝子9克，大黄15克（后下），蒲公英30克。

加减 湿重者，加佩兰、豆蔻、藿梗、木通芳香化湿药；湿热重者，可加黄芩、黄连苦寒燥湿药。

方义 清热解毒，活血化瘀。

适应证 阑尾炎蕴热期。

【阑尾清解汤】

> 阑尾清解冬瓜军*，楝丹银香草公英。

---

* 军，大黄亦称川军，为押韵就用"军"字代表大黄。

热渴加入花粉膏，服用本方热毒清。

组成 冬瓜仁30克，大黄24克（后下），川楝子9克，丹皮15克，金银花60克，木香9克，生甘草9克，蒲公英30克。

加减 大热大渴者，加天花粉15克，生石膏30克。

方义 清热解毒为主，行气活血为辅。

适应证 阑尾炎毒热期。

【消炎散、消结膏】

消炎散中泽兰芙，芩连柏黄冰片求。

消结膏芷芙甲败，夏星川乌土贝母。

姜黄牙皂芩柏黄，局部外敷须考究。

组成 消炎散：泽兰240克，芙蓉叶300克，黄芩、黄连、黄柏各240克，大黄300克，冰片9克，共研细末备用；消结膏：白芷15克，芙蓉叶60克，穿山甲45克，败酱草60克，生半夏、南星、生川乌、土贝母、姜黄、猪牙皂、黄芩各30克，黄柏60克，大黄30克，共为细末，加凡士林或蜜70%，调成膏状备用。

方义 消炎散：清热解毒；消结膏：清热解毒。

适应证 消炎散：用于腹膜炎、阑尾脓肿；消结膏：用于形成包块后。

【阑尾炎合并肠梗阻的中药处方】

阑尾合并腹膜炎，麻痹梗阻须缓解。

朴黄香桃遂芍膝，口服灌肠快快煎。

组成 厚朴24克，大黄15~30克，木香9克，桃仁9克，甘遂末0.6克（冲服），赤芍9克，生牛膝9克，经胃肠减压后，把汤药分次注入，待2~3小时后可配合灌肠。

方义 同"甘遂通结汤"（见后）。

适应证 阑尾炎合并腹膜炎，形成麻痹性肠梗阻，用以解除梗阻。

【大黄牡丹汤、清肠饮】

大黄牡丹汤桃硝，清肠饮草银归瞧。

苡芩元参榆麦冬，阑尾炎症可治疗。

组成 大黄牡丹汤：大黄、丹皮、冬瓜仁、桃仁、芒硝；清肠饮：甘草、银花、当归、薏苡仁、黄芩、元参、地榆、麦冬。

方义 大黄牡丹汤：泻热破结，散结消肿；清肠饮：活血解毒，滋阴泻火。

适应证 大黄牡丹汤：急性单纯性阑尾炎、肠梗阻、急性胆道感染、胆道蛔虫、胰腺炎、急性盆腔炎等；清肠饮：大肠痈。

【薏苡仁汤、薏苡附子败酱汤】

> 薏苡仁汤天花粉，丹皮白芍共桃仁。
>
> 薏苡附子败酱汤，汤名即是方组成。

组成 薏苡仁汤：薏苡仁、天花粉、丹皮、白芍、桃仁；薏苡附子败酱汤：薏苡仁、附子、败酱草。

方义 薏苡仁汤：清热散结，活血消肿；薏苡附子败酱汤：排脓消肿。

适应证 薏苡仁汤：肠痈、腹中疼痛或肠满不食、小便涩滞；薏苡附子败酱汤：肠痈内已成脓，身无热，肌肤甲错，腹皮急，如肿状、按之软，脉数。

【复方大黄牡丹汤】

> 复方大黄牡丹汤，苡归冬瓜银翘邦。
>
> 黄芩地丁桃仁青，阑尾炎症可试尝。

组成 大黄、丹皮、薏苡仁、当归、冬瓜仁、金银花、连翘、黄芩、地丁、桃仁、青皮。

方义 泻热散瘀，散结消肿。

适应证 缩足肠痈（阑尾炎）。

【复方红藤煎】

> 复方红藤煎银翘，乳没丹皮地丁熬。
>
> 大黄延胡甘草供，肠痈炎痛可望消。

组成 红藤、金银花、连翘、乳香、没药、丹皮、地丁、大黄、延胡索、甘草。

方义 清热解毒，通里改下，疏肝理气，活血化瘀。

适应证 热毒炽盛，蕴结肠腑，气滞血瘀。

【仙方活命饮】

> 仙方活命陈防草，公英乳没归赤芍。

银贝皂刺花粉甲，痈疽初起皆可消。

组成　陈皮、防风、甘草、蒲公英、乳香、没药、当归、赤芍、金银花、贝母、皂角刺、天花粉、穿山甲。

方义　清热解毒，消肿散结，活血止痛。

适应证　阳证痈疡。肿毒初起,红肿焮痛或身热凛寒,苔薄白或黄,脉数有力。

【肠痈汤】

肠痈汤中丹败酱，冬瓜芍桃公英襄。

银花枳壳薏苡仁，解毒清热效彰彰。

组成　丹皮、败酱草、冬瓜仁、白芍、桃仁、蒲公英、金银花、枳壳、薏苡仁。

方义　清热利湿，行气活血。

适应证　阑尾周围脓肿。

【阑尾炎汤、阑尾片】

阑尾炎汤苡苓香，丹桃归芍败槟榔。

阑尾片中皂角刺，公英厚朴与大黄。

组成　阑尾炎汤：薏苡仁、茯苓、木香、丹皮、桃仁、当归、白芍、败酱草、槟榔；阑尾片：皂角刺、蒲公英、厚朴、大黄。

方义　阑尾炎汤：消炎祛湿，活血通便；阑尾片：消炎，理气，通便。

适应证　阑尾炎汤：急性阑尾炎,尚未化脓,右下腹剧痛、反跳痛,甚则发热、呕吐,舌苔厚腻,脉洪数；阑尾片：一般阑尾炎初期。

2. 溃疡病急性穿孔

【复方大柴胡汤】

大柴胡汤有复方，芩壳楝芍延胡香。

大黄公英兼甘草，溃疡穿孔服之良。

腹腔感染加银翘，瘀重桃红芎蒲黄。

便秘不下冲芒硝，随症添药理应当。

组成　柴胡9克,黄芩9克,枳壳6克,川楝子9克,白芍9克,延胡索9克,木香6克,大黄9克（后下）,蒲公英15克,生甘草6克。

加减 腹腔感染重者，加金银花、连翘等；瘀血重者，加桃仁、红花、川芎、蒲黄；便秘不下者，加芒硝。

方义 疏肝理气，通里攻下。

适应证 溃疡病穿孔第二期。

【溃疡丸Ⅰ号】

> 溃疡一号脾虚行，干姜吴萸草砂仁。
>
> 乌药延胡乌贼骨，肉桂为末蜜丸成。

组成 干姜 15 克，吴茱萸 15 克，甘草 12 克，砂仁 15 克，乌药 9 克，延胡索 9 克，乌贼骨 18 克，肉桂 3 克，共为细末，炼蜜为丸，每丸重 9 克，每日 2~3 次，每次一丸（下三方同）。

方义 温中散寒，理气止痛。

适应证 溃疡病穿孔第三期，脾虚型。

【溃疡丸Ⅱ号】

> 溃疡二号乌贼芍，楝草陈皮香附调。
>
> 瓦楞细末作蜜丸，舒肝解郁乐陶陶。

组成 乌贼骨 18 克，白芍 9 克，川楝子 9 克，甘草 15 克，陈皮 15 克，香附 6 克，瓦楞子 15 克。

方义 疏肝理气。

适应证 溃疡病穿孔第三期，肝郁型。

【溃疡丸Ⅲ号】

> 溃疡三号桃蒲黄，川楝延胡乌贼尝。
>
> 赤芍为末炼蜜丸，瘀血作痛功效良。

组成 桃仁 6 克，蒲黄 3 克，川楝子 9 克，延胡索 9 克，乌贼骨 15 克，赤芍 9 克。

方义 活血化瘀。

适应证 溃疡病穿孔第三期，瘀血型。

【溃疡丸Ⅳ号】

> 溃疡四号地榆炭，和入白及龙牡煅。

入花蕊石乌贼骨，瘀血便黑治何难。

组成　地榆炭9克，白及9克，煅龙骨9克，煅牡蛎9克，花蕊石9克，乌贼骨15克。

方义　敛疮止血。

适应证　溃疡病穿孔第三期，有出血者。

3. 急性肠梗阻

【甘遂通结汤】

甘遂通结逐水饮，活血化瘀赤芍香。

重症梗阻积液多，桃朴牛膝与大黄。

组成　甘遂末0.6~0.9克（冲服），赤芍15克，木香9克，桃仁9克，川朴15~30克，生牛膝9克，大黄9~24克（后下）水煎，胃管注入。

方义　攻水逐饮，活血化瘀。

适应证　重型肠梗阻，肠腔积液多者（本方组成同前阑尾炎合并肠梗阻中药方，惟分量不同）。

【复方大承气汤】

大承气汤有复方，莱菔桃仁赤芍详。

朴黄硝壳理气滞，肠梗阻须急煎汤。

组成　炒莱菔子15~30克，桃仁9克，赤芍15克，厚朴15~30克，大黄15克（后下），芒硝9~15克（冲服）枳壳15克。水煎服或胃管注入。

方义　通里攻下。

适应证　一般肠梗阻，气胀较重者。

【肠粘连缓解汤】

肠粘连亦可缓解，莱菔乌药木香煎。

桃仁厚朴赤芍药，再益芒硝番泻叶。

组成　炒莱菔子9~15克，乌药9克，木香9克，桃仁9克，厚朴9~15克，赤芍9克，芒硝6克（冲），番泻叶9克。

方义　行气活血，通里攻下。

适应证　轻型肠梗阻或部分性肠梗阻。

4. 急性胆囊炎及胆石症

【清胆行气汤】

清胆行气有良方，柴芩夏壳芍军香。

郁金香附与延胡，胆囊炎症气滞尝。

组成 柴胡、黄芩、半夏、枳壳各9克，白芍15克，生大黄9克（后下），木香9~12克，郁金、香附、延胡索各9克。

方义 疏肝理气，缓急止痛。

适应证 气滞型胆囊炎。清热利湿。

【清胆利湿汤】

清胆利湿柴夏芩，木香郁金栀茵陈。

车前木通生大黄，清热利湿可收功。

组成 柴胡9~15克，半夏、黄芩、木香、郁金、栀子各9克，茵陈15克，车前子、木通各9克，生大黄9克（后下）。

方义 疏肝理气。

适应证 湿热型胆囊炎及胆石症。

【清胆泻火汤】

清胆泻火冲芒硝，茵栀大黄胆草邀。

柴芩夏香并郁金，理气泻火功效超。

组成 芒硝9克（冲服），茵陈30克，栀子9克，生大黄9克（后下），龙胆草9克，柴胡、黄芩各15克，半夏、木香、郁金各9克。

方义 疏肝理气，通里利湿。

适应证 实火型胆囊炎。

【清胆汤基本方】

清胆三汤奠基方，柴芩夏黄郁金香。

辨证施治须加味，举一反三应周详。

热重兰根银连翘，便秘硝朴重大黄。

疼剧延胡川楝子，呕吐半夏竹茹良。

少食藿佩焦三仙，瘀血桃红赤芍当。

组成 柴胡、黄芩、半夏、大黄、郁金、木香。由于分型不同，加入其他药味而构成以上三个"清胆汤"。

加减 热重者，加板蓝根、银花、连翘壳；便秘者，加芒硝、厚朴、重用大黄；疼重者，加延胡索、川楝子；呕吐者，加半夏、竹茹；食欲缺乏者，加藿香、佩兰、焦三仙（炒麦芽、焦六曲、焦山楂）；瘀血者，加桃仁、红花、赤芍、当归。

【胆道排石汤】

胆道排石生大黄，茵陈郁金并木香。

再益枳壳金钱草，利湿清热是妙方。

组成 生大黄 6~9 克，茵陈、郁金各 15 克，木香、枳壳各 9 克，金钱草 30 克。

方义 清热利湿，行气止痛，利胆排石。

适应证 胆总管结石心小于 1 厘米直径，肝管结石，术后残存结石。

【利胆丸（中医研究院方）】

利胆丸用胆草茵，枳壳木香共郁金。

猪牛羊胆蜜成丸，可收清热理气功。

组成 龙胆草 90 克，茵陈 120 克、枳壳、木香、郁金各 90 克，共研细末，加鲜猪胆汁或牛胆汁或羊胆汁 1 千克，（先将胆汁熬浓到 0.5 千克）拌入药面中，并加适量蜂蜜，做成丸药，每丸 9 克，早、晚各一丸。

方义 疏肝理气，清热利湿。

适应证 胆石症疼痛发作过后服用。

【二香白郁汤】

二香白郁沉木香，芍郁茵陈硝大黄。

胆草竹茹元明粉，栀草胆炎胆石尝。

组成 沉香 1.8 克（分三次冲服），木香 6 克，白芍 15 克，郁金 6 克，茵陈 12 克，芒硝 6 克，生大黄 9 克，龙胆草 9 克，竹茹 9 克，元明粉 9 克，炒栀子 9 克，生甘草 9 克，用水三碗煎至一碗半，分三次服。

方义 利胆排石，泄热行气。

适应证　用于胆囊炎及胆石症。

【排石汤（遵义医学院）及单方3则】

　　　　　　排石汤内香芩连，茵陈枳壳用水煎。

　　　　　　另方火硝与滑草，矾郁排石亦称便。

　　　　　　米须金钱各成方，胆炎结石均效验。

排石汤组成　木香9克，黄芩6克，黄连6克，茵陈15克，枳壳9克，随症加减，每日一帖，分二次服。

方义　理气疏肝，利胆排石。

适应证　胆石症。

单方1：火硝粉0.9克，滑石粉1.8克，甘草粉0.3克，白矾末0.45克，郁金粉0.6克，顿服，每日2~3次。用于胆道结石症，孕妇忌服。

单方2：玉米须60克，开水泡服或水煎服。

单方3：金钱草60~120克。水煎服。

上两方适用于泥沙样结石或慢性胆囊炎。

5. 胆道蛔虫症

【驱蛔汤Ⅰ号】

　　　　　　驱蛔一号槟使君，苦楝乌梅辛椒呈。

　　　　　　香壳干姜元明粉，可以安虫止腹痛。

组成　槟榔60克，使君子30克，苦楝皮15克，乌梅五枚，细辛、川椒各3克，木香12克，枳壳6克，干姜3克，元明粉6克（冲服）。

方义　驱蛔，安蛔止痛。

适应证　胆道蛔虫症，早期腹痛明显者。

【驱蛔汤Ⅱ号】

　　　　　　驱蛔二号香柴胡，茵壳栀牡郁金留。

　　　　　　枯矾利胆又排蛔，若兼便秘大黄求。

组成　木香、柴胡各9克，茵陈15克，枳壳9克，栀子9克，枯矾3克。

加味　便秘者加生大黄9克（后下）。

方义　利胆化虫，排蛔。

【驱蛔汤Ⅲ号】

> 驱蛔三号驱肠虫，槟榔使君楝皮根。
>
> 雷丸厚朴与枳壳，便秘加黄用法明。

组成 槟榔 30 克，使君子、苦楝皮各 24 克，雷丸 9 克，厚朴、枳壳各 12 克。

加减 便秘者，加生大黄 9 克（后下）。

方义 驱蛔。

适应证 肠道蛔虫。

6. 急性胰腺炎

【清胰汤】

> 清胰汤中柴芩连，芍香大黄延胡煎。
>
> 疏肝理气兼清热，冲硝治疗胰腺炎。
>
> 脾胃实热重硝黄，朴壳银英对症全。
>
> 湿热茵栀胆通滑，辨证施治须加减。

组成 柴胡 15 克，黄芩 9 克，胡黄连 9 克，白芍 15 克，木香 9 克，生大黄 15 克（后下），延胡索 9 克，芒硝 9 克（冲服）。

加减 脾胃实热型：在清胰汤的基础上，重用攻里通下的药物。可加芒硝 6~15 克，大黄 15~30 克。为了发挥攻下的作用，消除腹胀，还可加厚朴 9~15 克，枳壳 6~15 克。为了有效地清除内热，可加银花 30 克或蒲公英 30 克。

脾胃湿热型：可在清胰汤的基础上加用清热燥湿的药物：茵陈 30 克，栀子 9 克，龙胆草 15 克。为了辅助清热燥湿，还应通利大小便。加用木通 6 克或滑石 12 克。

方义 疏肝理气为主，辅以清热通便。

适应证 肝郁气滞型。

【大陷胸汤】

> 大陷胸汤治结胸，芒硝甘遂大黄供。
>
> 胰炎合并肠麻痹，单服或与清胰用。

组成 芒硝 9~15 克（冲），甘遂末 0.6 克或 0.9 克（冲），大黄 15~30 克（后下）水煎服或胃管注入。单独使用或与"清胰汤"合用。

方义 攻水逐饮，通里攻下。

适应证 急性出血性胰腺炎，波及周围脏器，影响肠道功能而出现之麻痹性肠梗阻。

【治疗胰腺脓肿或胰腺假囊肿处方】

> 胰腺脓肿假囊肿，棱莪皂甲与红藤。
>
> 通里攻下清胰汤，配合适应显奇功。

组成 清胰汤原方，重用行血药：三棱6~15克，莪术6~15克，或者皂刺6~15克，穿山甲9~15克或红藤30克。

方义 理气清热，活血去瘀。

适应证 胰腺脓肿或假性囊肿。

【慢性胰腺炎中药方】

> 慢性胰炎清胰汤，赤芍易白去硝黄。
>
> 重用木香与延胡，再加灵蒲皂甲良。
>
> 胰腺外泌功不足，清胰去苓与硝黄。
>
> 苍白二术茯苓煎，食少佩夏与藿香。

组成 对于以疼痛为主的慢性胰腺炎，可在清胰汤中用赤芍代替白芍，去芒硝、大黄，重用广木香、延胡，再加五灵脂、蒲黄或皂刺、穿山甲。对于慢性胰腺炎，以胰腺外分泌功能不足为主的患者，在清胰汤中去黄芩、芒硝、大黄，加苍术、白术、茯苓。如食欲不好者，加佩兰、半夏、藿香。

7. 宫外孕

【宫外孕主方】

> 宫外妊娠有主方，丹参赤桃没乳香。
>
> 兼寒身冷加肉桂，增附四肢厥逆康。
>
> 热症银翘公青叶，血虚气脱朝参襄。
>
> 大汗亡阳山萸肉，热实积朴硝大黄。
>
> 血肿包块棱莪入，攻坚显虚加参良。
>
> 孕卵未绝蜈蚣膝，杀死胚胎可试尝。

组成 丹参9~15克，赤芍6克，桃仁6克，没药3~6克，乳香3~6克。

加减 兼寒症，身冷或少腹凉者，主方加肉桂，四肢厥逆加附子。兼热者，主方加金银花，连翘、蒲公英、大青叶等。血虚气脱重者，加朝鲜参。大汗淋漓、亡阳脱症者，加山萸肉。兼腑实证，属热属实者，加枳实、厚朴或芒硝、大黄。有血肿包块之"包块型"者，宜主方加三棱，莪术。久用攻坚药而有虚象者，可酌加党参。孕卵未终绝者，可试用蜈蚣一条（研细冲服），牛膝9g以杀胚胎，但效果尚不够满意。

适应证 子宫外孕，以少腹血瘀实证为主的"不稳定型"。

【九种心痛丸】

> 九种心痛丸狼毒，参附姜黄巴霜投。
>
> 寒热夹杂须加味，大黄芒硝肉桂求。

组成 狼毒（醋炒）3克，朝鲜参3克，炮附子9克，干姜3克，吴茱萸3克，巴豆霜3克，共研细面，炼蜜丸、豌豆大、温下。寒热夹杂者可用大黄、芒硝佐以肉桂。

适应证 宫外孕兼腑实症属寒者。

【休克选方Ⅰ号】

> 休克选方其一则，赤桃归黄硝枳朴。
>
> 朝参丹参与肉桂，还入半夏延胡索。

组成 赤芍6克，桃仁9克，当归尾9克，大黄3~6克（后下），芒硝3~6克（冲服）（有燥屎者用之，先服半量，排便后停用），枳实3~6克（胃脘痛拒按者用之），厚朴3~6克（胃脘胀者用之），朝鲜参9~15克（虚症不重者不用），丹参15克，肉桂6~12克，半夏6克（恶心吐者用之），延胡索6~9克。

适应证 子宫外孕休克型，少腹血瘀的实症。宜祛瘀定痛，扶正祛邪，兼疏通胃肠。

【体克选方Ⅱ号】

> 休克另方朝参安，丹参赤芍归尾掺。
>
> 益以桃仁兼延胡，同服"九种心痛丸"。

组成 朝鲜参9~15克，丹参15克，赤芍6克，归尾6克，桃仁6克，延胡索6~9克。同时服"九种心痛丸"三至十丸温水送下。

适应证 休克型。少腹血瘀的实证兼血虚气脱之虚证。

8. 上消化道出血

【加味犀角地黄汤】

加味犀角地黄汤，芍丹三七苓连黄。

山栀清热善止血，上消化道出血尝。

组成 犀角3克（冲），生地黄30克，白芍15克，丹皮15克，三七参3克（冲），黄芩9克，黄连9克，生大黄9克，山栀9克。

方义 清热凉血止血。

适应证 上消化道出血属于火热型者。

【加味逍遥散】

加味逍遥术芍柴，苓地郁金三七归。

丹栀大黄侧柏叶，疏肝和血理应该。

组成 白术9克，白芍9克，柴胡6克，茯苓15克，生地黄30克，郁金9克，三七参3克（冲），当归15克，丹皮9克，栀子9克，生大黄9克，侧柏叶15克。

方义 疏肝解郁，理气和血。

适应证 上消化道出血属于肝郁型者。

9. 急性胃扩张

【上腹部较大手术后预防胃扩张的中药方】

术后预防胃扩张，莱菔枳壳生大黄。

桃仁牛膝并乌药，香附朴草共成方。

组成 炒莱菔子15克，枳壳9克，生大黄9克（后下），桃仁、生牛膝、乌药、香附、厚朴各9克，生甘草6克。

方义 行气和血。

适应证 上腹部大手术后，预防胃扩张之发生。

【加味枳术丸】

加味枳术丸莱菔，马钱子粉三分服。

朴黄草治胃扩张，中西结合不可忽。

组成 枳实、白术、炒莱菔各15克，马钱子粉0.6克（冲），厚朴30克，生大黄15克（后下），生甘草9克。

方义 荡涤胃肠，健脾和胃。

适应证 轻度胃扩张或重症患者肠鸣音恢复后。

10. 肠伤寒穿孔

【加减三仁汤】

> 加减三仁汤滑芩，银夏厚朴通公英。
>
> 清化湿热宜用此，杏仁蔻仁与苡仁。

组成 滑石9克，黄芩9克，金银花15克，半夏9克，厚朴9克，通草6克，蒲公英15克，杏仁9克，蔻仁12克，薏苡仁9克。

方义 清化湿热。

适应证 肠伤寒术后，属湿热型者。

【四君汤加味方】

> 气血两虚宜健脾，参术苓草麦冬齐。
>
> 山楂麦芽与神曲，元参生地蔻苡米。

组成 党参15克，白术9克，茯苓15克，生甘草6克，麦冬9克，焦山楂9克，炒麦芽9克，焦六曲9克，元参15克，生地黄15克，蔻仁9克，薏苡仁12克。

方义 健脾补气。

适应证 肠伤寒术后、属气血两虚型者。

11. 肝脓肿

【龙胆泻肝汤及其加减】

> 龙胆泻肝泽柴通，车前地草归栀芩。
>
> 热重银翘丹黄膏，腹胀朴腹疸蒿茵。
>
> 阴虚沙苑首乌胶，胁痛延楝香郁金。
>
> 纳呆陈蔻焦六曲，湿重蔻术厚朴寻。

组成 龙胆草、泽泻、柴胡各9克，木通6克，车前子、生地黄各9克，生草 8 克，当归、栀子、黄芩各 9 克。

方义 清热泻火。

适应证 细菌性肝脓肿。

加减 热重者加金银花、连翘、丹皮、生大黄、石膏；腹胀者，加厚朴、大腹皮。黄疸者，加青蒿、茵陈；阴虚者，加沙苑、蒺藜、首乌、阿胶；胁痛者，加延胡索、川楝子、广木香、广郁金；纳呆者，加陈皮、蔻仁、焦六曲；湿重者，加苍术、厚朴。

12. 输尿管结石

【利湿排石汤】

> 利湿排石海金砂，冬葵车前琥草滑。
> 石苇扁蓄瞿麦薢，金钱草入效堪夸。
> 腹痛重者加重附，乌药延胡川楝加。
> 血尿仙鹤丹蒲旱，便秘煎黄硝冲化。
> 脾虚参术与黄芪，腰痛仲断效不差。

组成 海金砂 15 克，冬葵子 9 克，车前子 9 克，琥珀五分（冲服），甘草 6 克，滑石 9 克，石苇 9 克，萹蓄 9 克，瞿麦 9 克，草薢 15 克，金钱草 30 克。

方义 清热利湿，通淋化石。

加减 腹痛重者，加香附 12 克，乌药 9 克，延胡 9 克，川楝子 6 克；血尿重者，加仙鹤草 12 克，丹皮 9 克，炒蒲黄 9 克，旱莲草 9 克；便秘腹实者，加大黄 9 克（后下），芒硝 9 克（冲）；气虚脾弱者，加党参 15 克，白术 15 克，黄芪 15 克；腰痛重者，加杜仲 9 克，川断 12 克。

适应证 输尿管结石。

13. 急腹症引起中毒性休克的治疗

【气阴两虚型及亡阳型的中药方】

> 气阴两虚参麦味，升麻入之脉细宗。
> 亡阳参附姜桂草，配合治疗休克明。

组成 气阴两虚型：党参 30 克（或人参 9 克），麦冬 30 克，五味子 15 克，升麻 15 克；亡阳型：党参 30 克（或人参 9 克），附子 15 克，干姜 15 克，桂枝 15 克，甘草 9 克。

　　适应证　气阴两虚型：皮肤潮红，干燥或微汗，身热口渴，脉细数无力，舌苔黄燥，舌质淡红者；亡阳型：四肢厥逆，皮肤苍白，出冷汗，脉微欲绝，舌苔黄白，舌质淡红者。

14.　手术后并发症的中西医结合治疗

【养阴解毒汤】

　　　　　　　　养阴解毒翘地银，再入元参肺炎清。

　　　　　　　　咯血茅藕痰贝蒌，咳嗽桔梗与杏仁。

　　组成　连翘、生地黄、金银花、元参各 30 克，每日煎 2 帖，分 4 次服。

　　加味　咯血者，加茅根、藕节；痰多者，加贝母、瓜蒌；咳嗽者，加桔梗、杏仁。

　　方义　养阴清肺。

　　适应证　肺炎。

【舒筋活血汤】

　　　　　　　　舒筋活血汤，知柏赤芍当。

　　　　　　　　芎膝生甘草，静脉炎症尝。

　　组成　知母、黄柏、赤芍各 9 克，当归 15 克，川芎 9 克，牛膝 15 克，生甘草 9 克。

　　方义　舒筋活血。

　　适应证　深部静脉炎。